De la cirugía a la medicina quirúrgica
en Puebla, 1768-1832

Reyna Beatriz Vázquez González

De la cirugía a la medicina quirúrgica en Puebla, 1768-1832

BUAP

Ediciones EyC

Primera edición, 2017

ISBN BUAP: 978-607-525-378-7
ISBN en Educación y Cultura Asesoría y Promoción, S. C.: 978-607-8344-63-5

Dirección De Fomento Editorial
2 Norte 1404, Centro Histórico,
C. P. 72000, Puebla, Pue. Tel. (222) 246 85 59
www.editorialbuap.com.mx
Facebook: Editorial BUAP

Moras 755-202 col. Acacias
C. P. 03240, México, D. F. Tel. (55) 1518 1116
www.edicioneseyc.com / eycmexico@gmail.com
Miembro de la Alianza de Editoriales Mexicanas Independientes (AEMI)

Diseño de la colección: Abraham Zajid Che

Impreso y hecho en México
Printed and bounded in Mexico

La presente investigación se realizó "en comunión de vida con Santa María de Guadalupe, en el Espíritu Santo".[1]

1 Cfr. "Constitución Dogmática *Lumen Gentium*. Sobre la Iglesia", *Documentos del Concilio Ecuménico Vaticano II*, México, San Pablo, 2013, n.os 55, 59, 60, 62, 63, etc.; Grignon de Montfort, San Luis María, *Tratado de la Verdadera Devoción a la Santísima Virgen*, México, San Pablo, 2014, pp. 255-264; San Juan Pablo II, "III Parte. Mediación Materna", *Carta encíclica Redemptoris mater. Sobre la Bienaventurada Virgen María en la vida de la iglesia peregrina*, n.os 22, 38, 39, 45; Biela, Slamovir, *En los brazos de María*, Puebla (Méx.), Impresos Diego, vol. I, Colección tras las huellas de Juan Diego, 2004, pp. 165-192.

CONTENIDO

Presentación 13
Introducción 15

1. Influencias determinantes para el desarrollo de la cirugía en la Nueva España 25
1.1. Dos antecedentes de la crítica a la escisión entre la medicina y la cirugía 25
1.2. La relación entre la medicina y la cirugía en el periodo colonial novohispano 30
1.3 La Real Escuela de Cirugía en la Nueva España 35
1.3.1 El papel de la Real Escuela de Cirugía en el periodo de las luchas de independencia 43
1.4 La relación entre la medicina y la cirugía en la Puebla colonial 44
1.4.1 El rectorado de Antonio Domenech en el Real Hospital de San Pedro y su influencia en el desarrollo de la práctica quirúrgica 47
1.5 Situación sanitaria poblana en el contexto de las luchas de Independencia 54

2. Vínculos entre facultativos de la salud, autoridades gubernamentales y las exigencias de los habitantes de Puebla. 1820-1826 59
2.1 Divergencias de la explicación etiológica en el contexto de la ciudad de Puebla 59
2.2 Panorama de la situación sanitaria en Puebla 63
2.3 Consolidación de la milicia y problemas de la clase clerical ante las dificultades económicas de Puebla 66

2.4 La relación de los facultativos de ciencias médicas con los estamentos militar y jurídico 69
2.5 Academia Medico-Chirurgica 72
2.5.1 Legitimación de la Academia Medico-Chirurgica de la Puebla de los Ángeles 80
2.5.2 La influencia francesa en el ámbito académico de la medicina en Puebla a partir de la fundación de la Academia Medico-Chirurgica 82
2.5.3 Desarrollo de las actividades de la Academia Medico-Chirurgica, su vinculación con el Hospital de San Pedro y la búsqueda del reconocimiento social 90
2.5.4 Apoyos del ayuntamiento poblano para los estudios de las áreas médicas y premios de la Academia a sus miembros 93

3. Disputas y concilios sobre la medicina quirúrgica en Puebla, 1826-1829 97
3.1 La Academia Medico-Chirurgica a partir de 1826. Reconocimiento social y oposiciones 97
3.2 Las ideas de Pedro Calderón sobre la unión entre la medicina y la cirugía 102
3.2.1 Planteamiento de una reforma en la instrucción de las ciencias médicas en la memoria de Pedro Calderón 109
3.3 Los primeros esfuerzos para legislar la instrucción de las ciencias médicas en el naciente estado de Puebla 111
3.4 El desarrollo de la profesión médico-quirúrgica en Puebla durante las convulsiones sociales, 1827 a 1829: Donaciones y legislaciones 115

4. La medicina quirúrgica como pilar de la estructura sanitaria en Puebla, 1831-1832 127
4.1 Una propuesta de ley desde la Academia Medico-Chirurgica 127
4.2 Primera ley estatal "Sobre el arreglo del ejercicio y estudio de la medicina", de 1831 y su reglamentación en 1832 131

5. Efectos colaterales de la profesionalización de la medicina quirúrgica sobre la flebotomía 143

5.1 Adaptación de los flebotomianos al desarrollo de las ciencias médicas en la Puebla de la Nueva España 143
5.1.1 Legalización de la flebotomía en España 144
5.1.2 El papel de los barberos y examinadores mayores 145
5.1.3 Enseñanza de la flebotomía en la Nueva España 147
5.1.4 El examen de flebotomía 149
5.1.5 Desobediencias a la pragmática en Puebla 152
5.1.6 Proceso legal flebotomianos versus barberos (1776-1797) 153
5.2 La paulatina disminución en importancia de la figura del flebotomiano en el periodo independiente 157

CONCLUSIONES 163
ANEXOS 169
BIBLIOGRAFÍA 195

Presentación

La profesión médico quirúrgica en México se fue consolidando, al igual que en el resto del mundo, gracias a paulatinas transformaciones. En la presente investigación que nos ofrece Reyna Beatriz Vázquez González: *De la cirugía a la medicina quirúrgica en Puebla, 1768-1832*, se puede constatar lo sucedido particularmente en torno de la flebotomía entre los años 1768 y 1832 en la ciudad de Puebla donde las profesiones médicas se desarrollaron desde recién fundada la ciudad y donde se creó desde 1824 una de las primeras academias médico quirúrgicas de la República Mexicana. El periodo histórico que aquí se trata abarca desde la época colonial hasta los años en que la mayoría de dirigentes intelectuales de diversas posiciones políticas estaban convencidos de que la educación podría salvar al país al formar verdaderos hombres libres.

A las comunidades médicas poblanas arribaron las ideas ilustradas en el campo de la Medicina, ideas predominantemente francesas, que en el terreno de la Anatomía y la Fisiología alcanzaron a impactar a través de la normatividad a todas las instituciones y a los practicantes ocupados por la salud. Y en ese proceso no faltaron las confrontaciones entre las diferentes propuestas de la nueva reorganización, tanto en la enseñanza como en el ejercicio médico.

Particularmente resulta una gran aportación de este estudio, el conocimiento sobre cómo la actividad de los flebotomianos, que durante todo el periodo colonial se desarrollaron dentro de los marcos de la organización gremial, logró un nuevo estatus. Para poder desempeñarse, a los flebotomianos se les exigía en los exámenes practicados por el Real Tribunal del Protomedicato una gama de saberes que abarcaban las intervenciones venosas, las sangrías, el estudio del aparato dental, su intervención, y el conocimiento de los medicamentos apropiados en sus acciones terapéuticas. Desde el año de 1776 los flebotomianos poblanos emprendieron a su favor acciones legales que posteriormente se extendieron al resto del territorio novohispano. Dichas exigencias frente al Protomedicato lograron que en 1799 el virrey Joseph de Azanza emitiera una disposición para que los puros barberos, dedicados al oficio de la navaja y la tijera, no se confundieran con los flebotomianos quienes con legítima autoridad ejercían.

Ya durante el siglo XIX los mismos tratados médicos reconocieron que las prácticas de los flebotomianos podían ser consideradas como "pequeñas cirugías" o "cirugía auxiliar", abriendo paulatinamente las oportunidades para ser reconocidos como cirujanos, profesionalizándose en algún momento como Cirujanos Dentales.

La presente investigación ilumina aspectos y momentos, hasta ahora desconocidos, de la transición hacia la profesionalización quirúrgica.

Ana María Dolores Huerta Jaramillo

Introducción

En la presente obra, titulada *De la cirugía a la medicina quirúrgica en Puebla, 1768 a 1832*, se analizan los principales factores que intervinieron en el surgimiento y consolidación de la profesión médico-quirúrgica en el Estado de Puebla, así como las consecuencias de dicho proceso para el ejercicio de la flebotomía en el mismo contexto, esbozando con ello una descripción de la dinámica del discurso de las ciencias médicas en el ámbito local. Se examinan los hechos que —de acuerdo con la documentación consultada— influyeron en las modificaciones de las prácticas médica y quirúrgica, hasta el nacimiento de una profesión que las une como partes de una misma ciencia, afectando directamente la práctica de la flebotomía, que no llegó a consolidarse como una profesión necesaria para el Estado.

El estudio implica una investigación en fuentes que datan desde las últimas décadas de la Colonia hasta las primeras del periodo estatal, y mediante ella se obtienen elementos que permiten identificar algunas condiciones sociales que posibilitan explicar la existencia, el éxito y declinar de una profesión.

El interés académico por acercarse al proceso evolutivo de una profesión, y por los efectos que produce sobre una disciplina aledaña, se fundamenta en la visión de Michel Foucault sobre la relación saber-poder en la institución médica. El nexo establecido por este autor entre su propósito intelectual y la medicina se contextualiza en un marco temporal en el cual "uno de los grandes problemas que se planteaba era el estatuto político de la ciencia y las funciones ideológicas que podía vehicular".[1]

[1] Foucault, Michel, *Un diálogo sobre el poder y otras conversaciones*, España, Alianza Editorial, 2000, p. 128.

Tal contexto inspiró las obras *La Historia de la locura* y *El nacimiento de la clínica*, escritas en la década de 1960. En ambos textos se puede vislumbrar la impronta crítica hacia las instituciones que caracteriza toda la obra de Foucault. *La historia de la locura*, en palabras de dicho autor, se basó en la siguiente formulación:

> Si se plantea a una ciencia como la física teórica o la química orgánica el problema de sus relaciones con las estructuras políticas y económicas de la sociedad, ¿no se plantea un problema demasiado complicado? [...] Si, por el contrario, se toma un saber como la psiquiatría, ¿no será mucho más fácil resolver la cuestión, en la medida en que el perfil epistemológico de la psiquiatría es bajo y que la práctica psiquiátrica está ligada a toda una serie de instituciones, exigencias económicas inmediatas y urgencias políticas de regulación social?[2]

Tal opinión indica que existen ciertas características en la práctica psiquiátrica que la hacen un campo fértil para analizar en ella las relaciones de poder: su cuestionable estatuto científico y la serie de factores políticos y económicos que la rodean. Con esta opinión Foucault no dice que las ciencias en general no se hallen influidas por las relaciones de poder, sino que la comprobación de esta hipótesis puede desarrollarse con menos dificultad en la psiquiatría.

Una vez expuesto en su *Historia de la locura* el aspecto normalizador que una institución de carácter médico ostenta, Foucault trata en *El Nacimiento de la clínica* el mismo problema, es decir, el de las relaciones de una disciplina con la estructura política y económica de la sociedad, pero ocupándose ahora de una institución "con una estructura científica mucho más fuerte que la psiquiatría";[3] ésta es la medicina clínica. En general, la obra expone las coyunturas de distinta índole que posibilitaron el desarrollo de la clínica como experiencia dominante en el terreno de la medicina. Uno de los ejemplos más claros que Foucault señala para ilustrar esta hipótesis es el de la fundación de la Société Royale de Médecine, que surgió para satisfacer "la definición de un estatuto político de la medicina, y la constitución a escala de un estado, de una conciencia

[2] *Ibid.*, pp. 128 y 129.
[3] *Ibid.*, p.129.

médica, encargada de una tarea constante de información, de control y de sujeción".[4]

Por otro lado, Foucault también alienta el análisis de la problemática saber-poder a nivel local, aduciendo que el trabajo del intelectual debe aplicarse en un campo regional.[5] Trasladada al ámbito de la medicina poblana, este tipo de estudios provee un panorama sobre la construcción del ejercicio médico estatal, deudor de las instituciones europeas de los siglos XVIII y XIX.

La comprensión de los elementos que han formado la historia de la medicina local y sus relaciones con otras instituciones nacionales e internacionales permite juzgar en qué medida este modelo de desarrollo se debe modificar o reconstituir.[6] Por estas razones, la carencia historiográfica sobre el tema del desarrollo de las instituciones médicas en Puebla es un motivo más para realizar esta investigación.

La historia de la cirugía ha merecido la atención de numerosos investigadores, entre los que han desarrollado su obra en lengua hispana puede mencionarse a José María López Piñero, María Luz Terrada López, José Pardo Tomás, Mariano Peset Reig, María Luisa Rodríguez-Sala y Carlos Viesca Treviño. Las aproximaciones al tema señalado se han realizado desde distintas perspectivas, tales son los casos de: la historia intelectual, que posa su interés en la teoría de los humores a partir de Hipócrates, en las culturas de la Antigüedad (egipcia, china, hindú, árabe, maya, mexica, entre otras) que realizaron actividades curativas relacionadas con lo que actualmente se entiende por cirugía, y del análisis de algunos manuales, tratados, compendios y libros que fueron escritos sobre el tema; la historiografía social, que estudia cómo se consolidaron o cayeron en descrédito las jerarquías sociales en torno a las prácticas sanitarias y observa la conformación de cofradías y corporaciones gremiales; la cultura material, que analiza el instrumental y los libros que se han ocupado en las prácticas curativas a lo largo de los años; la historia institucional, que ha derivado numerosos trabajos sobre las universidades e instituciones gubernamentales relacionadas con la enseñanza y control del ejercicio

4 Foucault, Michel, *El nacimiento de la clínica. Una arqueología de la mirada médica*, México, Siglo XXI Editores, 2001, pp. 48 y 49.

5 Cfr. Foucault, Michel, Un diálogo sobre el poder y otras conversaciones, op. cit., p. 9.

6 Cfr. Foucault, Michel, "La crisis de la medicina o la crisis de la antimedicina", en Foucault, Michel, *Estrategias de poder*, Obras esenciales, España, Editorial Paidós, vol. II, 1999, p. 360.

médico y sanitario. México no ha sido la excepción en tal tipo de estudios; sin embargo, éstos se han centrado en la capital del país, lo cual incita a formar estudios locales, delimitados temporal y espacialmente para mostrar las diferencias regionales y sociales, así como las disimilitudes en los apoyos intelectuales que contribuían a la formación académica y el ejercicio profesional de la cirugía.

En el caso de Puebla se carece de trabajos específicos sobre la historia de la cirugía. No obstante, existen algunos libros en los que se puede encontrar información sobre el tema. Estos son:

Raudón, cirujano poblano de 1810,[7] obra en la que el médico José Joaquín Izquierdo Raudón ofrece un acercamiento a la vida del cirujano poblano Juan Nepomuceno Raudón y Fernández, y al contexto social, médico y de las ciencias de la salud a inicios del siglo XIX.

El artículo sobre "La Escuela de Medicina en Puebla", escrito por el médico e historiador Efraín Castro Morales en 1965, reeditado en varias ocasiones, la última en 2009,[8] que aporta abundante información sobre la medicina (por ende, de la cirugía) del siglo XVI al XX.

"La cirugía y sus instrumentos en el Real Hospital de San Pedro de Puebla, 1796-1826",[9] artículo en el que la historiadora Ana María Dolores Huerta Jaramillo presenta una historia del devenir de los primeros instrumentos con que fue dotado el Real Hospital de San Pedro, el más importante de Puebla.

E *Historia de la medicina en Puebla, de la Independencia a la Revolución,*[10] del médico e historiador Rodolfo Cortés Riveroll; en el apartado sobre la cirugía el autor presenta dos perspectivas: la histórica, que narra cómo

[7] Izquierdo Raudón, José Joaquín, *Raudón, cirujano poblano de 1810. Aspectos de la cirugía mexicana a principios del siglo XIX en torno a una vida* (facsímil de la 1ª edición de 1949), México, Benemérita Universidad Autónoma de Puebla (BUAP), Secretaría de Salud, Gobierno del Estado de Puebla, 1999, 299 pp.

[8] Castro Morales, Efraín, "La Escuela de Medicina de Puebla", *Tiempo Universitario*, Puebla, BUAP, año 12, núm. 8, enero 2009, 7 pp.

[9] Huerta Jaramillo, Ana María Dolores, "La cirugía y sus instrumentos en el Real Hospital de San Pedro de Puebla, 1796-1826", en José Ramón Eguibar, María del Carmen Cortés y María del Pilar Pacheco (coords.), *El Hospital de San Pedro: pilar de la medicina en Puebla*, Puebla, BUAP, 2012, pp. 53-69.

[10] Cortés Riveroll, José Gaspar Rodolfo, *Historia de la medicina en Puebla, de la Independencia a la Revolución*, Puebla, Dirección de Fomento Editorial BUAP-Facultad de Medicina, 2010, 459 pp.

era la enseñanza de la cirugía en Puebla a inicios del siglo XIX; y la médica, que brinda pormenores sobre los procedimientos quirúrgicos de uso frecuente y de algunos casos clínicos.

La carencia historiográfica que se argumentó motiva la realización de un trabajo de investigación que no solamente observa desde la historia institucional (lo cual es importante en tanto se relaciona íntimamente con el tema de la profesionalización), sino también desde los aspectos legal, médico y social.

Los ejes que orientan la investigación son el poder y la profesionalización; el poder como instancia que no sólo limita el ejercicio de una práctica, sino que la legitima y le otorga elementos para ser ejercida en sociedad; asimismo, como elemento que recorre el entramado social y no sólo se refleja en los órganos gubernamentales (Corona, gobernador, Congreso), sino que también actúa necesariamente en distintas instituciones y diversos grupos de profesionales. Por lo tanto, para describir las formas en cómo el poder subyace en el tema de la profesionalización, además de prestarse atención a las leyes y las reformas médicas y sanitarias, se analiza la dinámica académica y social que rodea al ejercicio del médico, del cirujano y del flebotomiano.

Se habla de profesionalización como el proceso paulatino mediante el cual un ejercicio alcanza el rango de profesión. De acuerdo con Alejandro Estrella:

> Por un lado, la profesión se define como una ocupación, una función específica que requiere una ideología propia, de una ética profesional de servicio dotada de reconocimiento social. En segundo lugar una profesión se define como un cuerpo institucionalizado que logra ejercer un dominio cuasi-monopólico sobre esas funciones y sobre el nombramiento de quienes están legítimamente autorizados a ejercerlas. Finalmente, una profesión responde a un conjunto de ideas y prácticas –algunas estandarizadas en una suerte de canon– sobre las cuales se ejerce un saber experto y cuyo dominio permite distinguir al aficionado del profesional.[11]

[11] Estrella Fernández, Alejandro, "La profesionalización de la filosofía y el *ethos* del exilio español en México", en *Isegoría, revista de filosofía moral y política*, núm. 25, enero-junio 2015, p. 223.

El proceso formativo de la profesión médico-quirúrgica en Puebla (que tuvo su origen en Europa) se enmarca en el tiempo que transcurre a partir de 1768, cuando se fundó la Real Escuela de Cirugía (primera escuela para la impartición de ésta en la Nueva España) hasta el año de 1832, cuando se reglamentó la ley respectiva al ejercicio y la enseñanza de las ciencias médicas (formulada en 1831). No obstante, el trabajo de investigación se extiende hasta el año de 1840 (en el último capítulo), con la intención de abarcar el desarrollo y la decadencia del ejercicio de la flebotomía en Puebla. Tal es el periodo que se analiza a lo largo de la investigación en los niveles político, económico, militar y académico.

El trabajo se basa primordialmente en fuentes primarias, entre ellas diversos expedientes de la legislación española del periodo colonial, actas y documentos del Ayuntamiento Municipal de Puebla, actas de las sesiones de la Academia Medico-Chirurgica, actas de las sesiones del Congreso Constituyente del Estado de Puebla, periódicos, etc.; asimismo, se utilizaron algunas obras historiográficas sobre política, economía, salud y sociedad.

Para abordar la problemática planteada se ha estructurado el trabajo en cinco capítulos. Los primeros cuatro están enfocados a describir el proceso que va de la formación a la consolidación de la medicina-quirúrgica en Puebla, obedeciendo la división de los mismos a hechos que marcaron etapas de transición en el proceso. El quinto capítulo aborda el desarrollo de la profesión del flebotomiano en el contexto de la profesionalización de la medicina-quirúrgica. A continuación se mencionan algunos de los puntos principales tratados en cada uno de ellos.

En el primer capítulo se muestra cómo evolucionó la profesión quirúrgica en la Puebla colonial; para ello se presenta un panorama de la relación entre la medicina y la cirugía en la Nueva España, el cual se extiende hasta las luchas de Independencia. Tal relación —como muchos de los fenómenos que tuvieron lugar en la Nueva España— se vio inminentemente afectada por los sucesos que tuvieron lugar en Europa; a pesar de ello, el contexto abordado mantuvo distintas particularidades relacionadas con la complejidad propia de una colonia lejana al poder central de la Corona, situación que produjo diversos conflictos que se agrandaron, impulsando paulatinamente los ánimos independentistas.

Después de tratar la relación entre medicina y cirugía en el contexto novohispano, se ahonda en el de la ciudad de Puebla durante el mismo marco temporal. Se considera que en la urbe —especialmente dentro del

Real Hospital de San Pedro (el más importante del periodo colonial)—tuvieron lugar acontecimientos de gran impacto, propiciados por personajes poco mencionados en los libros de historia, quienes condujeron al fortalecimiento de las profesiones médica y quirúrgica, así como al estrechamiento de la relación entre ambas.

En el segundo capítulo se estudian los sucesos que intervinieron en el desarrollo de las profesiones del médico y del cirujano en Puebla durante los primeros años después de la Independencia. Se analizan las relaciones entabladas entre los facultativos de ambas disciplinas; sus vínculos con distintos cuerpos sociales (políticos, económicos, religiosos, etc.); y las condiciones recientes y preexistentes que posibilitaban la práctica de las ciencias médicas, tanto en el ámbito público como en el privado.

El periodo abordado en el capítulo corresponde a los años que van de 1820 a 1826. El corte temporal obedece a que en 1820 se emitió el *Reglamento de la Junta de Sanidad de la Puebla de los Ángeles en la Nueva España,*[12] el cual dio fundamento a la administración sanitaria y a la regulación del ejercicio médico, quirúrgico y botánico en la Puebla independiente; por otro lado, en 1826 salió a la luz pública la obra del cirujano Pedro Calderón, intitulada *Memoria á cerca de la utilidad que resulta de la unión de medicina y cirujia,* que, en opinión de José Joaquín Izquierdo, sirvió "de base para que se formulara una ley publicada por el gobierno del Estado de Puebla, el 6 de junio de 1831, la cual [...] tuvo por objeto lograr que las profesiones del médico y del cirujano, dejando de estar separadas, se fundiesen en un solo facultativo";[13] asimismo, estos años enmarcan el nacimiento de espacios en la urbe poblana que —así como sucedió con los casos de la Real Escuela de Cirugía y del Real Hospital de San Pedro, tratados en el primer capítulo— establecieron nuevas condiciones para el desarrollo de la práctica quirúrgica.

Las voces que arrojan luz sobre la cercanía entre la medicina y la cirugía, en el lapso que abarca el segundo capítulo, pertenecen en su ma-

[12] El objeto de la Junta fue "el cuidado de la salud pública ya en tiempos bonansible ó de sanidad, y en los de enfermedad ó epidemia [...] y socorrer con todos los auxilios eficaces y oportunos á la humanidad. Por lo tanto lo que comprenda este ramo de policía medica". Archivo Histórico Municipal de Puebla, Expedientes de sanidad, vol. 79, ff. 40-50.

[13] Izquierdo, José Joaquín, *Raudón, Cirujano poblano de 1810. Aspectos de la cirugía mexicana de principios del siglo* XIX *en torno a una vida* (facsímil de la 1ª edición de 1949), México, BUAP, Secretaría de Salud, Gobierno del Estado de Puebla, 1999, p. 264.

yoría a los miembros de la Academia Medico-Chirurgica, a los del Congreso del Estado y a las de algunos miembros del gobierno municipal, instituciones cuya constante comunicación hizo posible detectar problemas del ámbito médico y sanitario, por los cuales se consideró cada vez más necesario generar leyes y reformas sobre el ejercicio y enseñanza de la medicina, más acordes con los problemas del contexto que aquellas desarrolladas en la Colonia.

El estudio de las actas que resumen la actividad de las sesiones celebradas por los miembros de la Academia Medico-Chirurgica[14] —institución clave para el advenimiento en Puebla de la medicina-quirúrgica como una profesión— provee de un panorama sobre las discusiones y consensos presentes en el ambiente académico para mejorar el ejercicio profesional de las ciencias médicas.

De la misma manera, el examen de los debates llevados a cabo en las sesiones del Congreso estatal sobre los asuntos de la salud, que fueron publicados en el *Caduceo de Puebla*[15] —periódico que fue muestra del elemento ideológico que la prensa podía aportar con miras a la consolidación de una nación—,[16] permiten conocer el parecer de los diputados en cuanto al ejercicio médico y quirúrgico. Para una mayor comprensión del contexto se toma en cuenta también la información que aportan las actas y expedientes del gobierno municipal.

En el tercer capítulo se analizan las discusiones en torno del desarrollo y la enseñanza de las ciencias médicas y su ejercicio en Puebla, entre 1826 y 1829, y cómo éstas influyeron en los proyectos legislativos del Congreso estatal. En tal marco las opiniones se hallaban divididas

[14] Debido a las numerosas formas en que fue escrito el nombre de esta Academia se opta por la denominación con que la legitimó el primer Congreso del Estado de Puebla, el 27 de diciembre de 1824, Academia Medico-Chirurgica. *El Caduceo de Puebla*, núm. 82, t. III, p. 417. Martes 21 de diciembre de 1824. H. Congreso del Estado libre y soberano de Puebla, sesión del día 2 de diciembre de 1824. Biblioteca Palafoxiana de Puebla (BPP), núm. loc.: 32544.

[15] Primer periódico poblano en el que se publicaron las "Actas del Congreso Constituyente de Puebla", los bandos del poder ejecutivo, algunas notificaciones del poder judicial y, como su editor expresó, "las noticias que adquiramos mas fidedignas y que importen al bien particular del Estado, y al general de la Nación mexicana". "Prospecto", *El Caduceo de Puebla*, núm. 1, t. I. Jueves 1 de abril de 1824. Imprenta del Gobierno Nacional, 1824. BPP, núm. loc.: 32542.

[16] En el periódico se muestran las funciones ideológicas que llegaron a ejercer las publicaciones mexicanas en la segunda década del siglo XIX, y sus repercusiones en el ámbito académico, económico y militar. Cfr. Chust Calero, Manuel, "Construir y difundir. La prensa en la formación del estado nacional mexicano, 1821-1835", en *Caravelle*, núm.68, 1997, pp.19-42.

entre los médicos que habían heredado sus ideas acerca del ejercicio de la medicina de la época colonial y los defensores de la medicina fisiológica francesa, difundida en el Estado, principalmente por los miembros de la Academia Medico-Chirurgica.

Como punto de partida se analiza el escrito del cirujano Pedro Calderón, *Memoria á cerca de la utilidad que resulta de la unión de medicina y cirujia,* tomando en cuenta la importancia para la legislación estatal que historiadores como José Joaquín Izquierdo le atribuyen. El análisis de los argumentos contenidos en la *Memoria* permite advertir cómo buscaron los facultativos de la Academia hacerse notar por las autoridades gubernamentales de Puebla.

Por su parte, el estudio de las actas de las sesiones de la Academia muestra distintas actividades desempeñadas por sus socios, las cuales estuvieron frecuentemente relacionadas con el gobierno municipal, dejando éste constancia (en las actas y documentos de cabildo, los tomos de leyes y decretos, y en los expedientes de sanidad) de las exigencias sociales relacionadas con el ámbito de la salud, que recibían y que requerían solución.

También se examinan las actas de sesión de los dos primeros congresos constituyentes del Estado de Puebla, parte de la información ha permitido comparar diferentes disposiciones encaminadas a regular la educación pública, y por ende, la enseñanza de la medicina.

En el cuarto capítulo se estudian los dos documentos emitidos por el Congreso del Estado que buscaron reformar el ejercicio de las ciencias médicas: la ley del 6 de junio de 1831 "Sobre el arreglo del ejercicio y estudio de la medicina" y el reglamento que con base en ella se preparó en 1832.[17] Los documentos son de especial importancia tomando en cuenta que no todos los esfuerzos de los diputados estatales de las dos primeras legislaturas se reflejaron en el cuerpo de las leyes poblanas, sino que permanecieron, en la mayoría de los casos, en calidad de proyectos de ley.

Además de las discusiones entre los diputados que precedieron a la formación del cuerpo legal (en el caso concreto de la redacción de los documentos citados), participaron también en aquellas arengas algunos miembros de la Academia Medico-Chirurgica, quienes para enton-

[17] Biblioteca Histórica José María Lafragua (BHJML), Fondo Antiguo, Escuela de Medicina del Estado de Puebla, caja 24, exp. 27, f. 12.

ces habían sufrido limitaciones en su ejercicio por parte de autoridades arraigadas a la práctica de la medicina ejercida en la Colonia y por las prevenciones del gobierno frente a las conspiraciones para una supuesta reconquista.

La propia Academia elaboraría un proyecto de ley para el ejercicio de las ciencias de la salud el 8 de septiembre de 1830, el cual, según su contenido, puede considerarse como antecedente directo de la ley del 6 de junio de 1831. El análisis de dicho documento y el de los debates de los congresistas permite entrever la unidad paulatina que fueron adquiriendo las opiniones de los diputados y los miembros del ámbito médico para ir resolviendo los problemas de salud pública.

Así concluye el recorrido de los capítulos precedentes, pues en la ley del 6 de junio de 1831 y en su arreglo, no sólo se observa la presencia del médico-quirúrgico como elemental para el Estado, sino que se estipulan claramente los requisitos exigidos para obtener tal título y las obligaciones que el ejercicio de su profesión implicaba.

En el quinto capítulo se trata el desarrollo de la práctica de los flebotomianos, a partir de las modificaciones en el ejercicio y la reglamentación de la medicina en Puebla, presentadas en los capítulos anteriores. Éste muestra que los problemas existentes en la práctica común de las disciplinas médicas en Puebla y su reglamentación legal no se agotaron en las delimitaciones del ejercicio del médico y del cirujano, sino que se extendieron al resto de las profesiones médicas, dentro de las cuales la del flebotomiano —figura sujeta por las leyes a las prescripciones del médico y el cirujano— llama la atención, ya que su importancia en el contexto estatal y nacional se redujo paulatinamente, mientras los facultativos en medicina-quirúrgica ganaban un papel preponderante en la sociedad.

Inicialmente, se muestra un panorama general del oficio del flebotomiano en la Nueva España (el escenario de su formación, los conocimientos requeridos para el desempeño de sus funciones y la obtención de su certificado), con el fin de hacer notar posteriormente las modificaciones que se produjeron en su práctica, como producto de nuevas necesidades sociales y jurídicas después de la Independencia. El capítulo abarca los últimos intentos de las autoridades para regular el ejercicio profesional de la flebotomía en Puebla, los cuales, si bien tuvieron lugar en años más allá del periodo de estudio que rige esta investigación, se consideran necesarios para concluir la temática del apartado.

1
Influencias determinantes para el desarrollo de la cirugía en la Nueva España

1.1 Dos antecedentes de la crítica a la escisión entre la medicina y la cirugía

El éxito que tuvo Galeno como médico se originó cuando éste viajó a Roma en el año 161 d. C., donde se hizo de una gran reputación por curar a la esposa del cónsul Flavio Boecio, ganándose así la admiración del funcionario romano, quien pondría a disposición del médico de Pérgamo "una habitación donde pudiera Galeno dedicarse a la disección de animales".[1] A partir de entonces, su fama sería tal que fue llamado por el emperador Marco Aurelio para servirle como médico privado, llegando a ocupar posteriormente el puesto de médico de la corte hasta su muerte, acaecida en el 200 d. C.

Las observaciones y tratamientos propuestos por Galeno —en conjunto con las obras de Dioscórides, Plinio y Avicena— se consolidaron como el canon mediante el cual se desarrolló la medicina durante la Edad Media, debido a que los monjes encargados de la preservación de las ciencias y las artes eran esencialmente copistas, por lo que no se preocuparon por difundir el conocimiento mediante la experimentación ni por la disección.[2]

Algunos investigadores de la historia de la medicina sostienen que en el siglo XII se prohibió al clero ejercer la actividad quirúrgica, hecho que se vería reflejado en la sentencia *Eclessia abhorret a sanguine*, la cual —según tales estudiosos— formó parte de lo tratado en el concilio de

[1] Haggard Wilcox, Howard, *El médico en la historia*, Buenos Aires, Sudamericana, 1962, p. 105.
[2] Cfr. *Ibid.*, p. 167.

Tours en 1163.[3] Sin embargo, actualmente esta afirmación ha sido puesta en entredicho, pues se ha considerado que la frase *Eclessia abhorret a sanguine* fue acuñada en 1744 por el fisiócrata francés François Quesnay, en su obra *Historia de la cirugía en Francia*.[4]

En caso de que la prohibición a los clérigos no hubiese existido, por lo menos puede afirmarse que la Iglesia, como una institución clave en el transcurso de la Edad Media, influyó en la imagen que sobre la práctica de la cirugía tenía la sociedad europea en general. La Iglesia no mantuvo una lucha tajante en contra de la práctica quirúrgica, aunque determinó de manera negativa la actitud de una gran parte de los médicos hacia dicha actividad.

Las autoridades eclesiásticas llegaron a sugerir que los religiosos ordenados no atendían sus obligaciones espirituales por dedicarse al lucro material con el que se asociaba a la práctica quirúrgica, pues podrían incurrir en el pecado de avaricia; por otra parte, quien se dedicase a esta actividad se estaría volviendo cuidador de cuerpos y no de almas, lo cual podría dar lugar a la lujuria y al homicidio.[5] En tal panorama, la práctica de la cirugía cayó en un descrédito generalizado. A raíz de ello, numerosos autores, a partir del siglo XVI, comentaron diversos cánones del derecho eclesiástico para argumentar en favor o en contra de la práctica de la cirugía y la flebotomía por parte de quienes habían recibido las órdenes sagradas, sin que se llegara a un consenso en tales discusiones.

[3] Entre los que afirman la existencia de esta prohibición explícita pueden mencionarse a Samuele Cooper, en su *Dizionario di chirurgia pratica che contiene tutti i miglioramenti piu utili dai primi tempi della chirurgia fino al presente; un ragguaglio degli strumenti, dei rimedi e delle aplicazioni che si usano in chirurgia; l'etimologia e la spiegazione dei termini principali, e gran numero di citazioni di opere antiche e moderne formanti un catalogo ragionato di letteratura chirurgica, e di fatti ed osservazioni originali*, vol. 1, Milán, P. E. Giusti Fonditore-Tipografo, 1823, p. 519; y a Haggard Wilcox, op. cit., p. 166.

[4] Cfr. François Quesnay, *Recherches critiques et historiques sur l'origine, sur les divers états et sur les progrès de la chirurgie en France*, París, Chez Charles Osmont, Imprimeur de l´Académie Royale de Chirurgie, vol. I, 1744, p. 35.

[5] Cfr. Quarti, Paulo Maria, [y] Andriensi, Rubricae Missalis Romani commentariis illustratae, "Dubuim V. Utrum Sacerdos possit fungi officio Medici vel Chirurgi", Venecia, Ex typographia Balleoniana, 1727; Cuniliati, Fulgentio, "XII. De irregularitate ob exercitium Medicinae, Chirurgiae, &c.", en *Universae theologiae moralis accurata complexio instituendis candidatis accommodata in qua, graviori praesertim sancti Thomae auctoritate, arque solidiori ratione diocibus, quaestiones onmes quae ad rem moralem pertinent, brevi, ac perspicua methodus resolvuntur*, editio quinta matritensis, Pars Altera, Ex typographia Raymundi Ruiz, 1794, pp. 398 y 399.

Uno de los documentos más importantes que cuestionó la visión negativa de la cirugía es el libro *De humani corporis fabrica*,[6] escrito en el año de 1543 por el anatomista y fisiólogo Andrea Vesalio, mismo que circuló en España y fue conocido por el estamento académico novohispano. En la obra, el autor argumentaba en favor de la unión entre la medicina y la cirugía. En el prólogo, Vesalio lamenta el hecho de que los médicos medievales hayan despreciado el trabajo manual que implicaba la cirugía, relegándola a una categoría inferior, propia de sirvientes y barberos, mientras que ellos se ocupaban tan sólo de la prescripción de medicamentos. Vesalio consideraba esta división como un inconveniente para el progreso de la ciencia médica, siendo el origen de la división —según el propio Vesalio— el desprecio de las labores manuales por parte de los antiguos romanos, que posteriormente sería imitado por los godos después de las invasiones germánicas al Imperio romano

> Pero sobre todo después de la invasión de los godos, cuando todas las ciencias que antes florecían hermosamente y eran ejercitadas como convenía se perdieron, los médicos más elegantes, empezando en Italia, despreciaron las labores manuales siguiendo el ejemplo de los antiguos romanos, y comenzaron a ordenarle a sus sirvientes lo que consideraban que debía hacerse en los enfermos con las manos, mientras que ellos mismos estaban inmóviles como los arquitectos. Luego, cuando poco a poco también los demás que practicaban la verdadera medicina rechazaron las incomodidades, sin perder nada de su ganancia o de su honor, rápidamente degeneraron respecto a los médicos antiguos, dejando el modo de cocinar y toda la preparación de los alimentos a los cuidadores de los enfermos, la composición de los medicamentos a los boticarios, el trabajo manual a los barberos. Y así, con el paso del tiempo, el método de curar quedó tan miserablemente dividido que los médicos, quienes se anunciaban con el nombre de físicos, se apropiaron sólo de la prescripción de medicamentos y comidas para curar afecciones internas, mientras que toda la demás medicina la relegaron a los que llaman cirujanos, a quienes tienen casi por sirvientes. De este modo rechazaban torpemente la que fuera la principal y más antigua parte de la

[6] El libro posee "marca de fuego" del Colegio de San Juan de la ciudad de Puebla de los Ángeles. Andreae Vesalii Bruxellensis, *De humani corporis fabrica libri septem*, Basilea, in officina Ioannis Oporini, 1543. BPP, núm. loc.: 41391.

medicina, que se apoya en la observación de la naturaleza mucho más que otras (si es que hay alguna otra que lo haga).[7]

Vesalio, quien ejerció como médico y lector de cirugía cuando aún prevalecía el galenismo en las universidades europeas, fue reconocido por insertar ilustraciones en sus obras en las que destaca la importancia de la disección, en un periodo en el que no se acostumbraba a añadir imágenes a los tratados de anatomía. Fue mediante estas láminas que Vesalio refutó algunos errores inherentes a la concepción galénica del cuerpo (uno de los más notorios, la idea de que los grandes vasos sanguíneos surgían en el hígado). Durante aquel siglo las disecciones comenzaron a ser permitidas por los beneficios que aportaban a la concepción del cuerpo.

La dilución de las ideas que por mucho tiempo fundamentaron la escisión entre la medicina y la cirugía tuvo importantes repercusiones en la Europa de finales del siglo XVII; sobre todo en Francia, donde el ejercicio de la cirugía fue impulsado en 1687, "cuando el cirujano Félix cura una fístula anal a Luis XIV donde habían fracasado todos los tratamientos médicos [...] El rey no sólo enriqueció y ennobleció al cirujano (a partir de entonces señor de Stain), sino que puso a la cirugía francesa bajo protección real".[8] En 1731 la profesión quirúrgica francesa se fortaleció con la fundación de la Académie Royale de Chirurgie, creada por Georges Mareschal —primer cirujano de Luis XV— y François de La Peyronie. Sin embargo, según Foucault, el siglo XVIII estuvo marcado por la escisión entre la medicina y la cirugía, que habría de desaparecer a inicios del xix,

[7] *Verum maxime post Gotthorum uastationem, quando omnes scientiæ antea pulcherrime florentes, atque ut decebat exercitæ, pessum iuere, lautiores medici primum in Italia ad ueterum Romanorum imitationem manus operam fastidientes, quae in ægris manu facienda ducerent, seruis præscribere, ac illis tantum architectorum modo astare, cœperunt. Mox quum sensim cæteri quoque ueram medicinam exercitantium incommoda detrectarent, quæstui honorique nihil interim subducentes, a priscis medicis prompte degenerarunt, coquendi modum, omnemque adeo uictus præparationem ægrorum custodibus, medicaminum compositionem pharmacopolis, manuum uero munus tonsoribus relinquentes. Atque ita temporis successu, curandi ratio tam misere diuulsa est, ut medici quidem, se physicorum nomine uenditantes, medicamentorum et uictus ad reconditos affectus præscriptionem sibi duntaxat arrogauerint: reliquam autem medicinam, ijs quos Chirurgos nominant, uixque famulorum loco habent, relegarint, turpiter a se quod præcipuum et antiquissimum est medicinæ membrum, quodque naturæ speculationi (si modo quod aliud) in primis innititur, depellentes. Vesalio, op. cit., "Præfatio".*

[8] Cobo Gómez, Jesús Vicente, "La práctica médico-quirúrgica en la primera generación del movimiento *novator* a través de las obras de Juan Bautista Juanini (Milán, 1632. Madrid, 1691): Imagen historiográfica, saberes médicos y prácticas quirúrgicas", España, Universidad Autónoma de Barcelona, Centro de Estudios de Historia de las Ciencias, 2004, p. 23.

"en el momento en el que el desciframiento de los síntomas se ajusta a la lectura de las lesiones",[9] en otras palabras, Foucault señala que el viraje epistemológico en las ciencias médicas se produjo cuando las lesiones en los órganos fueron relacionadas con las enfermedades, lo cual coincide con el encumbramiento de la medicina en la Francia dieciochesca y de principios del siglo XIX.

En dicho periodo, correspondiendo a un momento de grandes transiciones sociales, la experiencia de las epidemias en Francia justificó la fundación de la Société Royale de Médecine en 1778 y, posteriormente, la ampliación paulatina de sus tareas, hasta su desaparición en 1793 (para ser sustituida por la Société de Médecine de Paris).[10] Ésta "se convierte poco a poco en un punto de centralización del saber, en una instancia de registro y de juicio de toda actividad médica",[11] ya que el encarar el fenómeno de las epidemias exigía de la investigación y el tratamiento que sólo un cuerpo amplio de participantes bien organizados podía conformar; en palabras de Foucault: "No habría medicina de las epidemias, sino reforzada por una policía",[12] la figura de la "policía" es muestra de cómo la medicina en Francia se vio fuertemente ligada, en aquel momento, al Estado. Al percibir los hospitales un sostén económico del gobierno fue posible que el Estado se adjudicara un control sobre el ejercicio de la medicina. La unión entre medicina y Estado —que necesitó a su vez de la adhesión de la cirugía a la medicina para formar un cuerpo capaz de hacer frente al fenómeno de las epidemias— fue una condición de posibilidad para la profesionalización francesa del ejercicio médico-quirúrgico.

Debido a la influencia de la medicina francesa, en España se fortaleció el impulso académico que en las ciencias médicas había tenido lugar

[9] Foucault, Michel, *El nacimiento de la clínica. Una arqueología de la mirada médica*, México, Siglo XXI Editores, 2001, p. 195.

[10] Fundada el 22 marzo 1796. Cfr. Couvreur, Jacques, "Histoire d'un bicentenaire, La Société de Médecine de Paris", (Résumé), Salle du Conseil, Ancienne Faculté de Médecine de Paris, 2 germinal an IV (22 mars 1796), 23 mars 1996, p. 3. (DE, página de internet consultada el 14 de septiembre de 2014: http://www.biusante.parisdescartes.fr/sfhm/hsm/HSMx1996x030x004/HSMx1996x030x004x0483.pdf).

[11] Foucault, Michel, *op. cit.*, p. 51.

[12] *Ibid.*, p. 47.

con la fundación de la cátedra de anatomía en 1689 por Carlos II de Habsburgo, la cual tuvo continuidad durante la dinastía borbónica y culminó con el establecimiento de los Reales Colegios de Cirugía de España.[13]

1.2 La relación entre la medicina y la cirugía en el periodo colonial novohispano

En la Europa del siglo XII, la asociación de personas con el fin de proteger sus intereses laborales —más allá de la Iglesia y la Universidad— dio lugar a la formación de las cofradías-gremios.[14]

En estas asociaciones voluntarias la colectividad tenía preeminencia sobre el individuo, por ello "ésta le marca sus salarios, sus tareas, sus ritos, sus formas de ascenso a través de las pruebas de conocimientos y, hasta las actividades cotidianas regidas por las obligaciones religiosas de ayuda fraterna y de participación social".[15] A fines del siglo XIV, Juan I de Trastámara constituyó en León la primera cofradía española formada por cirujanos de la cual se tiene noticia,[16] y sería hasta finales del siglo XVI y principios del XVII cuando los reyes Felipe II y Felipe III facultarían a los obispos españoles para fundar cofradías, en las cuales pudieran participar tanto los llamados indios como los españoles y las castas.[17] Esta estructura de formación y convivencia fue la que predominó en el terreno quirúrgico hasta antes de la fundación de colegios, lo mismo en España que en la Nueva España.

El ejercicio de la medicina española se desarrolló en una vía distinta que la seguida por cirujanos, barberos y flebotomianos —agrupados en cofradías y gremios—. A pesar de tener un espacio dentro de las universidades para la impartición de sus cátedras, los médicos desarrollaban

[13] Pardo Tomás, José, y Álvar Martínez Vidal, "Los orígenes del Teatro Anatómico de Madrid (1689-1728)", *Asclepio*, vol. XLIX-1, 1997, pp. 5-35.

[14] Santiago Cruz, Francisco, *Las artes y los gremios en la Nueva España*, México, Jus, S. A., 1960.

[15] Rodríguez-Sala Gomezgil, María Luisa, "La cofradía-gremio durante la Baja Edad Media y siglos XVI y XVII, el caso de la cofradía de cirujanos, barberos, flebotomianos y médicos en España y la Nueva España", *BARATARIA Revista Castellano-Manchega de Ciencias Sociales*, núm. 10, 2009, p. 152.

[16] Recio Lamata, Juan Pedro, "Los Gremios", en Rodríguez-Sala Gomezgil, María Luisa, "La cofradía-gremio durante la Baja Edad Media y siglos XVI y XVII, el caso de la cofradía de cirujanos, barberos, flebotomianos y médicos en España y la Nueva España", *BARATARIA*, *op. cit.*, p. 155.

[17] *Ibid.*, pp. 159 y 160.

un ejercicio con tintes cortesanos, el cual no había tenido avances teóricos sustanciales desde la época de Galeno.

En España fueron principalmente los personajes del movimiento denominado *Novator*[18] "que aparece en la medicina y la ciencia de los países hispánicos en las décadas del cambio del siglo XVII al XVIII"[19] (en cuya primera generación destacan médicos como Juan de Cabriada y Dionisio de Cardona), quienes en el siglo XVII se ocuparon de explorar vías mediante las cuales la medicina pudiera ejercerse de una manera acorde con la realidad social en esa época; no obstante, el movimiento "no supone una ruptura ni revolución abierta respecto de la medicina cortesana del siglo XVII previa, de raigambre claramente galenista, sino más bien una continuidad de una parte de todos los elementos que van configurando las fases precedentes".[20]

El ambiente académico francés impactó en la España de aquella época en distintas maneras. En medio de la guerra de sucesión (1701-1713) llegaron a Barcelona algunos cirujanos franceses, como parte del ejército de Felipe V, aportando una influencia renovadora al ejercicio quirúrgico español.[21] El hecho repercutió directamente en figuras como Pedro Virgili, quien en 1715 viajó a Montpelier a aprender la cirugía francesa que lo había impresionado, lo cual resulta de importancia dado que él fue fundador del Real Colegio de Cirugía de Cádiz en 1748.[22] Los modelos de las academias y colegios franceses habían servido de ejemplo para que Carlos II de Habsburgo diera lugar a la fundación de la cátedra de anatomía en 1689, evento con el cual se inauguró el fortalecimiento académico quirúrgico español, que llegó a un punto preponderante con el establecimiento de los Reales Colegios de Cirugía de España.[23]

Si bien en la modernidad europea los cirujanos (junto con los barberos y flebotomianos) eran los profesionales a quienes el público podía

[18] El término *novator* fue acuñado por José María López Piñero a principios de la década de 1960. Cfr. Cobo Gómez, Jesús V., *op. cit.*, pp. 9 y 11.

[19] *Ibid.*, p. 5.

[20] *Ibid.*, p. 9.

[21] *Ibid.*, p. 50.

[22] Quevedo Vélez, Emilio y Duque Naranjo, Camilo, *Historia de la cátedra de medicina en el Colegio Mayor del Rosario durante la Colonia y la República (1653-1865)*, Bogotá, Centro Editorial Universidad del Rosario, 2002, p. 64.

[23] Pardo Tomás, José, y Álvar Martínez Vidal, "Los orígenes del Teatro Anatómico de Madrid (1689-1728)", *Asclepio*, vol. XLIXX-1, 1997, pp. 5-35.

acceder más fácilmente para atender problemas de la salud,[24] en cuanto al desarrollo académico de tipo universitario su incursión era entonces relativamente reciente, ya que su formación se realizó anteriormente en gremios, que eran más inclusivos que los órganos colegiados.[25] En España, la formación universitaria coexistió con los gremios de cirujanos, no obstante los colegiados ganaron terreno por su amplia formación de corte teórico, a tal grado que "no era extraño que los cirujanos tratasen cada vez más de utilizar medicamentos y conocimientos médicos, entrando en franca competencia con los colegios de médicos, que reaccionaron violentamente",[26] en dicho desenvolvimiento de la cirugía los médicos adquirieron mayor "control sobre el ejercicio de los cirujanos y boticarios a través de las licencias para el ejercicio y las inspecciones (visitas)".[27]

La relación entre médicos y cirujanos en la Nueva España no distaba de la dinámica que entre ellos había en Europa, siendo una característica general la subordinación profesional del cirujano con respecto al médico. Puede concebirse como una de las causas de la dependencia de los cirujanos la añeja visión que sobre el ejercicio quirúrgico había sido promovida por el estamento clerical. La hipótesis cobra sentido teniendo en cuenta que en la Nueva España "tuvo un peso notable la religiosidad católica, la educación y la cultura estuvieron presididas por los dogmas de la fe [...] los argumentos que explicaban el poder público y su ejercicio se fundaban en la interpretación exegética, en la autoridad patrística y en la fe".[28] La influencia clerical se manifestó en el ambiente académico de la Nueva España mediante el marcado empeño de las órdenes religiosas en materia educativa. Las primeras instituciones de enseñanza en el territorio fueron los colegios conventuales, el primero de los cuales apareció en Santo Domingo, en 1505. Por su parte, los jesuitas fueron una orden fundamental en la educación de los habitantes del continente, en el momento de su expulsión del territorio novohispano (en 1767) administraban 120 colegios en la América española y nueve en Brasil.[29]

[24] Cobo Gómez, Jesús V., *op. cit.*, p. 26.
[25] *Loc. cit.*
[26] *Loc. cit.*
[27] *Loc. cit.*
[28] Téllez Guerrero, Francisco y López-Chanes, María Esther, "Estudio introductorio" a Fray Juan Villa Sánchez y Francisco Javier de la Peña, *Puebla sagrada y profana*, (facsímil de la 1ª edición de 1835), México, BUAP, 1997, p. IX.
[29] Klaiber, Jeffrey, *Los Jesuitas en América Latina, 1549-2000*, Lima, Fondo Editorial de la Universi-

Fue por la influencia clerical en la enseñanza, y, en general en la sociedad novohispana, como ellos con una carrera eclesiástica podían ejercer una influencia notable en el ejercicio de las carreras laicas, como lo fue el caso de la medicina; donde incluso llegó a haber clérigos en el profesorado "en cátedras tan importantes como la de anatomía y cirugía, a cargo del médico y capellán Juan Bautista Fernández Saavedra, quien de 1761 a 1763 fue catedrático de prima medicina y de 1763 a 1767 de anatomía y cirugía"[30] en la Real y Pontificia Universidad de México.

Con tal información queda manifiesto el hecho de que la influencia clerical predominaba en el ambiente académico de gran parte de las instituciones novohispanas. La relación estrecha entre clero e instituciones de enseñanza llegó a incomodar a la monarquía, ya que el clero constituía un sector que oponía una resistencia ante el movimiento centralista que la Corona española buscaba a mediados de siglo XVIII. En palabras del historiador Antonio Acosta,

> [...] la concentración de poder realizada por la monarquía durante la segunda mitad del XVIII exigía suprimir o reducir obstáculos, como privilegios o derechos adquiridos, que dificultaban su objetivo de modernizar el país. En esta línea se tropezaba con la Iglesia. Así, se consideró necesaria una nueva política en relación con el privilegio y el fuero eclesiástico, porque los antiguos métodos de control indirecto se juzgaban insuficientes.[31]

La Corona, cuyo propósito era disminuir la influencia de las órdenes religiosas en la enseñanza, impulsó una reforma académica apoyada en otras reformas de carácter ilustrado implementadas en diferentes lugares de Europa: "en términos generales la reforma académica promovía la práctica y la experimentación, el análisis de fuentes y el uso de libros de texto modernos".[32] En ese tenor se interpreta que en la expulsión de

dad Antonio Ruiz de Montoya, 2007, p. 11.

30 Rodríguez, Martha Eugenia, "La enseñanza médica en los últimos años del Virreinato", en Noé Héctor Esquivel Estrada (comp.), *Pensamiento novohispano*, vol. 4, México, Universidad Autónoma del Estado de México, 2003, p. 206.

31 Acosta Rodríguez, Antonio, "La reforma eclesiástica y misional (siglo XVIII)", en *Historia general de América Latina,* vol. 4: Procesos americanos hacia la redefinición colonial, París-Madrid, Ediciones UNESCO/Editorial Trotta, 2000, p. 351.

32 Guevara Martínez, Jesús, "Prólogo a Izquierdo", en José Joaquín Izquierdo, *Raudón Cirujano poblano de 1810,* México, BUAP, 1999, p. XIV.

los jesuitas de 1767 intervino el deseo de la Corona por renovar los planes de estudio de las universidades españolas (aunque, hasta donde se sabe, se continuaron impartiendo las cátedras de gramática y teología), así como la incomodidad producida por la influencia que los jesuitas tenían sobre las élites y los colegiales.[33] Así, los reformistas se enfrentaron a una de las causas por las cuales el cirujano se veía como una figura de menor importancia e incluso supeditada al médico: la diferencia entre la preparación académica que requerían ambas profesiones. Por un lado, el médico estudiaba varios años: cuatro para alcanzar el grado de bachiller, cuatro para estudiar todas las cátedras de medicina en la Real y Pontificia Universidad de México, y dos más de práctica al lado de un médico examinador, por lo tanto se le distinguía como una persona bien preparada académicamente que, generalmente, atendía a los miembros de las clases dirigentes y aristocráticas de la sociedad, a quienes visitaba en sus domicilios particulares. Mientras que los cirujanos, dentro de la Real Universidad, podían aspirar al título de "cirujanos latinos" después de haber alcanzado el grado de bachiller en artes, lo que implicaba el estudio de latín, además de dos años de práctica quirúrgica y el estudio de tres cátedras: anatomía, cirugía, matemáticas y cursos especiales como el de álgebra.[34]

Otro de los factores que incidió en la visión privilegiada del médico con respecto al cirujano en la sociedad novohispana fue la intervención de los médicos en distintos campos. Lanning señala que

> Para autorizar una operación cesárea, y aún más, un entierro, el sacerdote necesitaba el certificado de un médico, tanto si se le encontraba como si no. Un virrey, por ejemplo, no podía determinar si remplazaba a un funcionario público enfermo o si esperaba a que se restableciera y volviera a su trabajo. En consecuencia, un simple médico con licencia podía proporcionar la opinión médica requerida a pesar de que los asuntos de Estado exigían la solemnidad de una consulta del Real Protomedicato.[35]

[33] Felipo, Amparo, "Dos reformas universitarias", en Mariano Peset Reig (coord.), *Historia de la Universidad de Valencia, El estudio general*, España, Universidad de Valencia, 1999, p 65.

[34] Archivo General de la Nación (AGN), Reales cédulas originales y duplicados (100), Real cédula duplicado, Pragmática de Felipe II (1593), contenedor 24, vol. 42, ff. 55-56 vta.

[35] Cfr. Tate Lanning, John, *El Real Protomedicato. La reglamentación de la profesión médica en el Imperio español*, México, Universidad Nacional Autónoma de México (UNAM), Facultad de Medicina, Institu-

El ejemplo permite observar un panorama del grado de importancia que el médico con licencia ostentaba en la sociedad de la Nueva España.

1.3 La Real Escuela de Cirugía en la Nueva España

Esta visión de preeminencia que la sociedad novohispana otorgaba a la medicina sobre la cirugía sufriría transformaciones notables a partir de la fundación de la Real Escuela de Cirugía de la Nueva España[36] (dentro del Hospital de Naturales de la Ciudad de México). La fundación estuvo precedida por la solicitud en 1763 de quien fuera mayordomo administrador del Hospital Real y General de los Indios en la Nueva España, Antonio Arroyo, para que el virrey "crease una academia anatómica en la que se realizase un número de anatomías igual al de las que se realizaban en el Hospital General de Madrid";[37] incluso, para que la fundación tuviera lugar intervino Pedro Virgili, quien había sido nombrado Cirujano Primero de la Armada, y cuyo sobrino, Andrés Montaner y Virgili, viajó a la capital del virreinato para dirigir la Real Escuela.[38] Mediante la Real cédula del 20 de mayo de 1768 expedida por Carlos III nació formalmente la Real Escuela de Cirugía. El propósito que motivó la fundación de dicha institución fue el de dotar con cirujanos preparados a las tropas reales españolas, entre ellas las de la Nueva España, que entre 1750 y 1790 fueron una "parte clave de una maquinaria fiscal trasatlántica bien integrada que transfería a las tesorerías de otras colonias hispanoamericanas un alto volumen de remesas y sufragaba *in situ* sus gastos administrativos y militares locales".[39]

La importante relación entre los cirujanos y la milicia, tanto española como novohispana, tuvo como uno de sus antecedentes más claros la gran cantidad de licencias para el ejercicio de la cirugía que se expidieron entre mayo y agosto de 1707, durante la Guerra de Sucesión en Cataluña,

to de Investigaciones Jurídicas, Serie C. Estudios Históricos, núm. 68,1997, p. 303 y 304.

36 AGN, Instituciones coloniales, Gobierno virreinal, Reales cédulas originales y duplicados (100), Reales cédulas originales, contenedor 24, vol. 92, exp. 169, 12 ff. 20 de mayo de 1768.

37 Quevedo Vélez, Emilio, *op. cit.*, p. 125.

38 *Loc. cit.*

39 Marichal, Carlos, "Introducción", en Carlos Marichal y Daniela Marino (comps.), *De colonia a nación, impuestos y política en México, 1750-1860*, México, El Colegio de México (COLMEX), 2001, p. 22.

de las cuales 15 fueron revocadas en noviembre de 1715.[40] La necesidad de contar con cirujanos en las tropas se debía en parte a que, según lo ordenaba la pragmática expedida el 7 de noviembre de 1617, todos los cirujanos estaban obligados a estudiar la algebia, parte de la cirugía cuyo fin es "reducir y concertar miembros dislocados y quebraduras de huesos",[41] desavenencias que seguramente eran frecuentes en todo ejército.

El reglamento que rigió a la Real Escuela de Cirugía, así como la instauración de la cátedra de anatomía práctica,[42] se elaboró a manera de imitación de los existentes en los reales colegios de Cádiz (1748) y Barcelona (1764),[43] donde la enseñanza era gratuita y los alumnos estaban obligados a usar uniforme. Dentro de aquellos recintos se formaban dos clases de cirujanos, los cirujanos latinos y los cirujanos romancistas, además los llamados sangradores.[44]

Asimismo, la *Novísima recopilación de las Leyes de España* ordenaba que para ser cirujano latino se debía recibir instrucción teórica y práctica; parte de ella consistía en hacer observaciones clínicas (dentro de las enfermerías de los colegios) sobre los enfermos que padecieran problemas de salud mixtos (internos y externos); presentar relaciones de lo aprendido, propuestas de métodos de curación y responder preguntas sobre casos; practicar distintas operaciones sobre cadáveres, entre ellas la sangría, debido a la frecuencia con que se efectuaba y los accidentes que por ella se sufrían; y aprender cirugía legal por medio de declaraciones

40 Cobo Gómez, Jesús V., *op. cit.*, p. 48.

41 *Ibid.*, p. 30.

42 En el AGN se encuentra una "copia de una real orden del rey de Castilla, don Carlos, sobre una representacion del Consejo de Indias para el establecimiento de una 'Cathedra de anotomia practica' en el Real Hospital de Indios, imitandose en todo lo posible a la de los Colegios de Cádiz y Barcelona". AGN, Instituciones coloniales, Real Audiencia, Protomedicato (091), contenedor 01, vol. 3, exp. 1, ff. 3-4, 1771-1806.

43 Así se expresa en su reglamento: "asegurar con las reglas de ella, que sus Reales Exercitos, los Regimientos, y el Estado sean assistidos de idóneos Professores de esta Facultad. Reglamento aprobado por su Magestad para la formación del Nuevo Colegio de Cirugia", Barcelona, Juan Nadal Impressor, 1761. AGN, Instituciones coloniales, Gobierno virreinal, Reales cédulas originales y duplicados (100), vol. 92, ff. 298-305.

44 *Novisima recopilación de las Leyes de España: dividida en XII libros,* libro VIII, título XII. "De la Cirugía, su estudio y exercicio", ley XI. "Exámenes de reválida en Cirugía para los Cirujanos, sangradores y parteras", núm. 6, 7 y 8, 1805, pp. 100-101.

facultativo-legales, ya que los cirujanos eran a quienes, por lo general, se llamaba para declarar ante la justicia sobre ciertas cuestiones, como traumas o accidentes.

Los cirujanos romancistas, quienes debían atender exclusivamente las enfermedades externas, recibían preparación teórica y práctica. Su preparación teórica radicaba en conocer los medicamentos ocupados en las enfermedades y lesiones externas, los casos en que se indicaba su uso, el modo de elaborar las recetas y las declaraciones judiciales. En cuanto a la formación práctica, debían observar enfermos con afecciones externas, conocer los métodos y regímenes para su curación y realizar operaciones externas.

Tal distinción en la preparación académica para el ejercicio quirúrgico entre los cirujanos latinos y romancistas significó una mayor jerarquía social y profesional de los primeros con respecto a los segundos; no obstante, las intervenciones por parte de los cirujanos latinos no estaban exentas de claras deficiencias, sobre todo de corte material. En ocasiones "los actos quirúrgicos eran cruentos, se perdía mucha sangre, duraban mucho tiempo, los pacientes gritaban y perdían el conocimiento (...) se practicaban en hospitales, en la propia casa del enfermo, en cárceles, en escuelas, en barberías, en la vía pública o en iglesias".[45]

Los sangradores, por su parte, debían comprobar una práctica de tres años al lado de un cirujano calificado, contar con conocimientos de venas y arterias, saber realizar sangrías, extracción de piezas dentales, aplicación de sanguijuelas y vejigatorios, así como poner ventosas y sajarlas.

Los requisitos para obtener la matrícula en la Real Escuela variaron durante el último cuarto del siglo XVIII. En teoría sólo se admitía a quienes tenían entre 15 y 21 años cumplidos y entregaran su fe de bautismo acompañada de informes certificados de limpieza de sangre, de buenas costumbres y de comportamiento (incluida la de que sus ascendientes no hubieran sido penados por la Santa Inquisición o ejercido oficios viles) además de no tener defecto corporal. A los indígenas sólo se les pedía la fe de bautismo.

[45] Fajardo Ortiz, Guillermo y Germán Fajardo Dolci, "La cirugía", en Carlos Viesca Treviño (coord.), *Medicina novohispana. Siglo XVIII*, México, UNAM, Academia Nacional de Medicina, t. IV, 2001, p. 203.

Durante los primeros años de funcionamiento de la Real Escuela, hubo prórrogas para la entrega de los documentos, e incluso hubo quienes fueron admitidos sin haberlos presentado, como se observa en el caso del poblano José María Priego, a quien en 1772 se le otorgó matrícula pese a estar fuera del rango de edad permitido, pues tenía 29 años, y sin haber entregado los informes de buenas costumbres y comportamiento, lo cual era necesario, tal como lo muestra el hecho de que después de varias riñas con los dependientes del Hospital de Naturales (debidas a su poco empeño y a las desobediencias para prestar los auxilios necesarios a los enfermos) fue expulsado ignominiosamente;[46] o el caso de Francisco García, natural de Puebla, a quien en 1784 se le consintió iniciar sus estudios sin haber entregado la fe de bautismo (se matriculó al año siguiente, cuando se bautizó).[47]

A partir de 1770, para graduarse fue necesario aprobar un examen que la Real Escuela aplicaba, tras obtener el certificado de aprobación correspondiente; éste debía presentarse ante el Real Tribunal del Protomedicato, órgano encargado del "ejercicio y control de las profesiones sanitarias",[48] para que examinara al graduado y le otorgara el título.

Tras la fundación de la escuela de cirugía novohispana, pronto surgieron opiniones encontradas y animosidades en contra de los profesores que impartían clases en ella, principalmente de parte de los médicos del Real Tribunal del Protomedicato y los de la Real y Pontificia Universidad de México,[49] quienes temían que la apertura de la Escuela provocara una

[46] *Libro de matrículas de la Real Escuela de Cirugía*, México, UNAM, Archivo Histórico de la Facultad de Medicina (AHFM), 1772, f. 36.

[47] *Ibid.*, f. 71.

[48] María Luz López Terrada afirma que "hoy por hoy están sin resolver preguntas clave como si el Protomedicato fue, o simplemente trató de ser, un instrumento del aparato estatal en formación para el control social de las profesiones y ocupaciones sanitarias; cuáles fueron los mecanismos de control utilizados; cuáles eran las profesiones y ocupaciones afectadas; en qué medida había interferencias y relaciones entre el Protomedicato y los centros de enseñanza académicos y no académicos; qué relación tuvo con colegios, gremios y sociedades médicas; qué tipo de actuación tuvo ante el intrusismo (tema que se puede resolver para territorios donde no actuaba con bastante exactitud); o, por último, qué relación tuvieron el Protomedicato y los boticarios (cuestión sin resolver pese a que desde la historia de la farmacia se han hecho numerosos estudios)". López Terrada, María Luz, *Tribunal del Protomedicato y las profesiones y ocupaciones sanitarias en la Monarquía Hispánica durante los siglos XVI al XVIII, DYNAMIS: Acta Hispanica ad Medicinae Scientiarumque Historiam Illustrandam*, España, 1996, núm. 16, pp. 22-26.

[49] Los miembros del Protomedicato guardaban una estrecha relación con los de la Universidad porque desde 1646 los cargos de presidente del Protomedicato y catedrático de Prima de Medicina

proliferación de cirujanos que establecerían una competencia desigual y mala en la práctica a los médicos, y presentían que España asignaría las nuevas cátedras a peninsulares, aduciendo que en México no había cirujanos competentes que pudiesen encargarse de ellas;[50] dichas predicciones fueron parcialmente acertadas, ya que desde su creación hasta su disolución, los cargos más elevados de la Real Escuela fueron ocu-

eran desempeñados por la misma persona. Pragmática ordenada por Felipe IV el 9 de junio de 1646, en Recopilación de Leyes de los Reynos de las Indias, ley 3, título VI, libro V, Madrid, viuda de Ibarra, 1791. Igualmente perdía un importante segmento económico, el de los exámenes, puesto que el rey mandaba: "Que gobernada la Cirugía por sus propios facultativos, reuna en sí el Examen, y aprobacion de Sangradores, y el conocimiento de todas las cosas que hasta aqui haya concedido el Tribunal del ProtoBarberato, quedando éste suprimido en todas sus partes." *Real cédula de S. M. y Señores del Consejo, por la qual se manda establecer en Madrid un Colegio y Escuela de Cirugía, situándose en la nueva Fábrica del Hospital General, y formar las respectivas Ordenanzas; y que se dirijan, y gobiernen por sí mismas en el Protomedicato las facultades de Medicina, Cirugía y Pharmacia, con lo demás que en ella se previene*, Madrid, Imprenta de Pedro Marin., Reimpreso en Bilbao, por la viuda de Antonio Egusquiza, Impresora del M. N. y M. L. Señorío de Viscaya, 1780, f. 10.

En la Universidad, desde la instauración de la cátedra de "anotomia" [disecciones], en 1617, su enseñanza era esencialmente teórica (basada en las obras de Galeno y de Guy de Chauliac) y su fase práctica que se inició en 1646 cuando se ordenó: "que cada quatro meses se haga Anotomia en el Hospital Real de esta Ciudad, á que tengan obligacion de asistir todos los Cathedraticos de Medicina, y cursantes de ella, pena á los Cathedraticos de cinquenta pesos, y á los cursantes de perder Cursos de aquel año, y que todos los instrumentos, que están hechos para el dicho efecto, se guarden en el lugar, que en la Universidad está señalado, juntamente con el Esqueleto, mesa, y demas instrumentos, de que ha de tener llave el Cathedratico de Anotomia, y Cirugia y han de estar á fu cargo con cuanta y razón, para que cada mes, y un dia fe junten los Cathedraticos de dicha facultad, con los Estudiantes, á conferir sobre todo esto, y darles á entender su uso, y conocimiento". Palafox y Mendoza, Juan de, *Estatutos y Constituciones*, México, por la viuda de Bernardo Calderón, 1668, título XI, constitución CXXXXVI. Las esporádicas disecciones se seguían realizando bajo las indicaciones y supervisión del profesor de anatomía; además, la cirugía era poco valorada por los médicos. Flores y Troncoso, Francisco de Asís, *Historia de la Medicina en México, desde la época de los indios hasta el presente*, México, Oficina Tipográfica de la Secretaría de Fomento, 1886, pp. 116-119. Lo desvalorado de la cirugía lo confirma el salario anual asignado: "que se halle un Cirujano perito en su arte, para hazerla: Ordenamos, que el Claustro pleno elija tres Cirujanos, de los mejores, y mas peritos, que aya en esta Ciudad, y los presente al Señor Virrey, para que dellos nombre el que le pareciera, para que se halle a dicha Anotomia, y se le den de salario en cada un año, por su trabajo, y asistencia cinquenta pesos". Palafox y Mendoza, *op. cit.*, título XVIII, constitución CCLXV. Dicho salario de los cirujanos en la Universidad no cambió mayormente, desde 1646, es decir, se mantuvo en desventaja con respecto del de los médicos, por ejemplo, la "cathedra de Prima de Medicina, de propiedad, con quinientos pesos de salario cada año". Palafox y Mendoza, *op. cit.*, título X, constitución CXI; igualmente contrastaba con el de "mil pesos, pagaderos de la Real hacienda, y como Cirujano Mayor del Hospital, quinientos pesos pagaderos del fondo de este" que sumaban 1500 pesos anuales, para un solo cirujano. Flores y Troncoso, Francisco de Asís, *op. cit.*, p. 162.

50 AGN, Instituciones coloniales, Gobierno virreinal, Reales cédulas originales y duplicados (100), Reales cédulas originales, vol. 192, exp.169, ff. 1-2, mayo 20 de 1768.

pados por cirujanos que llegaron de España[51] y, efectivamente, hubo un aumento gradual en el número de cirujanos en el periodo colonial; así lo demuestran los registros de inscripción del *Libro de Matrículas de la Real Escuela de Cirugía*, y la documentación sobre exámenes y expedición de títulos elaborada por el Real Tribunal del Protomedicato.[52]

Al respecto conviene señalar que el *Libro de Matrículas de la Real Escuela de Cirugía* contiene diversas informaciones de quienes se inscribieron entre 1770 (dos años después de su fundación) y 1834 (un poco después de la reforma educativa impulsada por Gómez Farías), compiladas en 595 fojas, las cuáles además de proporcionar el nombre del alumno, mencionan si éste era "natural" y si cumplía con los requisitos estipulados; también suelen contener breves anotaciones sobre su desempeño como estudiante (si era apto, corto, cortísimo, reprobó, no se examinó, volvió a prefijar tiempo para los exámenes y si lo cumplió o no, si fue expulsado y las condiciones de la expulsión, anotaciones sobre su asistencia en general, etc.). Existe además información sobre el lugar de origen del alumno, aunque los datos asentados no están completos para todos los casos. El *Libro de Matrículas de la Real Escuela de Cirugía* muestra que entre 1775 y 1820 se registraron 29 personas procedentes de Puebla; sin embargo, no es posible señalar exactamente cuántos inscritos hubo desde su apertura hasta 1832, porque, por ejemplo, entre 1785 y 1814 no se anotó el lugar de nacimiento.[53]

Pudiera pensarse que una razón que motivaba el aprendizaje quirúrgico en la escuela fue que los egresados eran escogidos con preferencia para servir al ejército. Sin embargo, pocos optaban por sumarse a las huestes, por lo bajo de los sueldos que se ofrecían y porque tras años de servicio no recibían pensión, ni ascensos ni premios (condecoraciones

[51] Lo prueba el hecho de que por medio de una real cédula expedida el 17 de marzo de 1768, el monarca nombró como primer director y primer catedrático de anatomía a Andrés Montaner y Virgili (promotor de los colegios de cirugía de España y primer cirujano de la Real Armada), y de disector a Antonio Moreno Rodríguez; ordenando que la Real Escuela imitara en todo lo posible a los colegios de Cádiz y de Barcelona. AGN, Instituciones coloniales, Real Audiencia, Protomedicato (091), contenedor 01, vol. 3, exp. 1, ff. 3-4 vta.; Igualmente, Flores y Troncoso, da cuenta acerca de quienes ocuparon posteriormente esos cargos. Flores y Troncoso, Francisco de Asís, *op. cit.*, pp. 150 y 151.

[52] *Catálogo del Protomedicato*, Grupo documental Protomedicato, México, UNAM-AHFM, 1744-1832, legajos 1-18.

[53] *Libro de Matrículas del Real Colegio de Cirugía, op. cit.*, ff. 72-315.

o puestos) en el grado militar.[54] Durante las primeras décadas del funcionamiento de la Real Escuela, el ejercicio de la cirugía siguió siendo considerado por el estamento sanitario como deficiente, lo cual estaba relacionado con la ineficiente intervención de los miembros del Protomedicato en la Real Escuela. Un ejemplo de esta situación es el hecho de que ninguno de los miembros examinadores del Protomedicato durante los exámenes de acreditación para cirujano y farmacéutico era especialista en la materia; no obstante, esto cambió a fines del siglo XVIII, cuando se vieron forzados a incluir en los exámenes a especialistas.[55] Aunada a dicha circunstancia, el prestigio del Protomedicato decreció cuando el virrey Branciforte calificó de ineficaz al organismo debido a su ineptitud durante la epidemia de viruela de 1796.[56]

Como medidas para encarar el mal estado del ejercicio de las actividades sanitarias, la Junta Gubernativa de Cirugía,[57] "para evitar los excesos y males que resultan del abono"[58] en que se encontraba la cirugía en los virreinatos de América, presentó al rey Carlos IV una serie de propuestas para separarla de la jurisdicción del Tribunal del Protomedicato el 10 de diciembre de 1802. Por su parte, el Consejo de Indias pidió al virrey José de Iturrigaray un informe sobre el estado de la Real Escuela de Cirugía, por lo cual el virrey lo pidió dos años más tarde a Antonio Serrano. El entonces director de la escuela dio cuenta del deshonor y la corrupción de los miembros del Protomedicato en sus actividades dentro de la Real Escuela; por tal motivo fue que en 1804, Serrano, argumentando la superioridad del colegio de Cirugía para examinar y aprobar cirujanos, dentistas y matronas,[59] solicitó al rey que la Real Escuela dejara de depender de los exámenes que aplicaba el Tribunal a los egresados de la escuela y del otorgamiento de los títulos que expedía.[60] Estas propuestas

[54] Quirós, José Ignacio, "Clamor de los cirujanos al Pensador Mexicano", México, Imprenta de D. Celestino de la Torre, 1822, 4pp.

[55] Tate Lanning, John, *op. cit.*, p. 105.

[56] *Ibid.*, pp. 217 y 218.

[57] Fue el órgano encargado para tratar "todos los asuntos pertenecientes á la enseñanza y gobierno de la Cirugía" en los dominios españoles. *Novísima Recopilación de las leyes de España*, t. IV, "De las ciencias, artes y oficios", libro VIII, título XII "De la Cirugía, su estudio y exercicio", ley IX, p. 98.

[58] AGN, Instituciones coloniales, Gobierno virreinal, Reales cédulas originales y duplicados (100), Reales cédulas originales, vol. 192, exp. 15, ff. 1-2, marzo 2 de 1804.

[59] AGN, Instituciones coloniales, Real Audiencia, Protomedicato (091), contenedor 01, vol. 3, exp. 16, ff. 332-336, 1804.

[60] *Ibid.*, ff. 319-431, 1804.

no progresaron, y así el Protomedicato mantuvo la jurisdicción sobre los exámenes hasta que fue abolido en 1831.[61]

Antonio Serrano nos provee de un panorama sobre la cirugía y del real colegio en 1804:

> [la cirugía es] una ciencia práctica con mucho mecanismo, lo que se ejecuta con los cursantes inmediatamente que se reciben en la Escuela es destinarlos á Hospitales, en los que se instruyen de la parte material mecánica, esto es, de aquellas funciones que en una casa se suelen someter á los criados ó criadas que cuidan de un enfermo, como son: poner cataplasmas, dar fomentaciones; á los pocos dias se les enseña á cortar vendas, compresas, hacer con las hilas todo género de planchuelas; se les dan los nombres de los ungüentos, emplastos, con lo que sirven de ayudantes para suministrarle á la mano lo que les exige el que está haciendo la curación; con esta sola mecánica claro esta que ignoran de qué se compone la cataplasma, en que caso está indicada, á lo cual no proceden hasta no estar orientados de las nociones teóricas; aun mal practican, ántes que tengan los conocimientos teóricos, se enseñan a sangrar, poner causticos, ventosas, sanguijuelas y todo cuanto corresponde á un Maestro Sangrador.[62]

El número de requisitos solicitados para ingresar en la Real Escuela de Cirugía aumentó cuando Serrano ocupó la dirección del plantel y el cargo de cirujano primero;[63] entonces se agregaron a la lista de requisitos la fe de bautismo de los abuelos y padres, más los papeles de matrimonio de estos últimos, *vita et moribus*, certificado de haber estudiado latín, no ejercer como barbero ni oficios viles mecánicos, y un documento de persona abonada que se comprometiera "á sostener al joven, y á ministrarle todos los libros é instrumentos que necesitara";[64] aun así, como se ha visto, el número de alumnos fue creciendo.

[61] Morales Cosme, Alba Dolores, *El Hospital General de San Andrés (1770-1833): la modernización de la medicina novohispana (1770-1783)*, México, Universidad Autónoma Metropolitana (UAM), Unidad Xochimilco, y Colegio Nacional de Químicos Farmacéuticos Biólogos, A. C., 2002, p. 13.

[62] Flores y Troncoso, Francisco de Asís, *op.cit.*, pp. 159 y 160.

[63] Fue nombrado el 29 de noviembre, previamente al nombramiento, el virrey José de Iturrigaray, otorgó estos cargos por decreto del 5 de mayo de 1803, mismos que fueron ratificados cédula real expedida el 28 de agosto de 1803. AGN, Instituciones coloniales, Gobierno virreinal, Reales cédulas originales y duplicados (100), Reales cédulas originales, vol. 189, exp. 63, f. 65vta.

[64] Flores y Troncoso, Francisco de Asís, *op. cit.*, pp. 165 y 166.

A pesar de los esfuerzos de Serrano, el Protomedicato continuó demeritando a la cirugía, otorgando usualmente licencias temporales para ejercer como cirujano sin solicitar la certificación del director de la escuela.[65] El Protomedicato restaba seriedad a la instrucción del colegio argumentando que la enseñanza allí era un cúmulo de nociones inconexas, donde la osteología se estudiaba poco, la miología mal y esplacnología[66] casi no se enseñaba, mientras el resto del curso consistía en "practicar una que otra operación sobre el cadáver y en poner algunos vendajes".[67]

1.3.1 El papel de la Real Escuela de Cirugía en el periodo de las luchas de independencia

Durante las luchas de independencia, a partir de 1810, la Real Escuela de Cirugía pasó por problemas de distinta índole, sobre todo económicos, no obstante Serrano, quien seguía en el cargo de director, se ocupó de mantener la regularidad en las clases, e incluso "anunciaba públicamente la apertura de sus cursos por medio de cartelones que se pegaban en diferentes lugares de la ciudad".[68]

Debido al empeño de Serrano con el estudiantado, el colegio pudo dotar constantemente de cirujanos al ejército realista, uno de ellos fue Nicolás Seoane Torres, a quien el virrey Francisco Xavier Venegas ordenó ir a Puebla para asistir a los heridos de la tropa comandada por Francisco Carmati, pero debido a algunos problemas de salud del cirujano se le transfirió a la ciudad de la intendencia, donde continuó atendiendo a los militares por más de 8 años y donde también ejercería como cirujano de la cárcel.[69]

Seoane prosiguió su labor como cirujano en Puebla y llegó a ser un miembro prestigiado del estamento médico durante el periodo independiente; asimismo, cabe señalar que también hubo quien habiendo reali-

[65] AGN, Instituciones coloniales, Real Audiencia, Protomedicato (091), contenedor (01), vol. 3, exp. 2, ff. 12-13, y exp. 15, ff. 310-318, 1804.

[66] Tratado o estudio de las vísceras.

[67] Flores y Troncoso, Francisco de Asís, *op. cit.*, p. 160.

[68] Rodríguez-Sala, María Luisa y Verónica Ramírez Ortega, "Los cirujanos novohispanos, de la lucha por la independencia a la primera década del México independiente", *XIV Encuentro de Latinoamericanistas Españoles*, Secretaría de Educación Pública, España, 2010, p. 173.

[69] AGN, Instituciones Coloniales, Regio Patronato Indiano, Hospitales (054), contenedor 4, vol. 10, exp. 5, ff. 250-267.

zado sus estudios en la Real Escuela de Cirugía terminó sirviendo a los insurgentes, tal es el caso de Joaquín de los Ríos Mauriño, quien se enroló en el ejército insurgente un año antes de consumarse la independencia de México.[70]

Dada la precaria situación financiera padecida por la Real Escuela, en 1820 comenzó a cobrarse el ingreso, pero al parecer no fue suficiente; de ello dio cuenta Antonio Serrano: "el corto fondo de la Escuela costeó el que se repusieron veinte vidrios en las ventanas; tablones y compostura delas gradas y con todo de que no alcanzaba, el dicho fondo, yo le hé suplido".[71]

Otro problema que continuaron enfrentando las autoridades de la Real Escuela fue la animadversión entre médicos y cirujanos, en gran parte por la distinción que el Protomedicato hizo al otorgar los grados académicos a unos y a otros; ya que mientras a los médicos sólo les extendía una nota aprobatoria, a aquellos que habían estudiado en la Real Escuela de Cirugía se les sometía a un examen que, lejos de contribuir al reconocimiento de los cirujanos, los desprestigiaba, puesto que los miembros del Protomedicato, todos médicos, en vez de asignarles a un cirujano latino como examinador, les imponía uno romancista, que con 20 reales (de 60 que el alumno pagaba por derecho de examen) los aprobaba.

1.4 La relación entre la medicina y la cirugía en la Puebla colonial

En Puebla, a finales del siglo XVIII, como en toda la Nueva España, la relación entre médicos y cirujanos tuvo como característica general la subordinación del cirujano con respecto del médico. Los médicos realizaban estudios universitarios, avalados por el Protomedicato, principalmente de tipo teórico, siguiendo regularmente las enseñanzas de Aristóteles, Hipócrates, Galeno y Avicena. La creación de la Real Escuela de Cirugía en la capital del virreinato, a la cual los habitantes de la intendencia poblana debían dirigirse para aprender la profesión quirúrgica, logró acortar la distancia académica entre ambas disciplinas, pues los cirujanos que

[70] Rodríguez-Sala, María Luisa, *Los cirujanos del ejército en la Nueva España (1713-1820), ¿miembros de un estamento profesional o una comunidad científica?*, Serie los Cirujanos en la Nueva España, UNAM México, 2005, p. 144.

[71] *Libro de matrículas de la Real Escuela de Cirugía, op. cit.*, f. 197.

cursaron sus estudios en la Escuela eran capacitados para realizar tanto operaciones internas como externas.

A pesar de los progresos en el ámbito académico de la medicina y la cirugía que trajo consigo la fundación de la Real Escuela, la realidad de los hospitales poblanos es que mostraban serias deficiencias que serían enfrentadas poco a poco.

En el Real Hospital de San Pedro, que desde el siglo XVI era el hospital general más importante en Puebla, las labores curativas no siempre eran ejercidas por un cirujano capacitado, ordinariamente fueron los domésticos (previamente instruidos por los enfermeros mayores) quienes realizaron las curaciones más sencillas.

Esta promiscuidad en las labores sanitarias se debió a que el número de personas atendidas en el nosocomio superaba el número de personal sanitario, y por ende a su capacidad de trabajo; particularmente, faltaban cirujanos, enfermeros y practicantes, ya que, en orden de jerarquía, eran quienes obedecían directamente las prescripciones de los médicos.

De la falta de cirujanos y practicantes en el hospital dio cuenta Joaquín Sánchez Mellado, quien ocupó el cargo de rector del hospital hasta 1792. Sánchez Mellado explicó que el número de practicantes y cirujanos había decrecido en el Real Hospital de San Pedro desde 1770, cuando el virrey Carlos Francisco de Croix ordenó que no se examinara a ningún aspirante a cirujano a no ser que presentara una certificación donde constara que había acompañado su práctica en el hospital con la asistencia a cuatro cursos en la Real Escuela de Cirugía.[72] El decreto del virrey De Croix implicaba que el aspirante a la certificación en cirugía debía transportarse de una ciudad a otra, y Sánchez Mellado observó que esa exigencia era una de las causas por las cuales el hospital carecía de practicantes y cirujanos:

72 "Desde el dia de su Publicacion no podrá el Real Proto-Medicato admitir á examen dicho Arte á Sugeto alguno sin que le presente formal Certificacion de dicha Escuela [de Anotomia práctica y Operaciones de Cirujía] que acredite estar apto á su satisfaccion en la parte que corresponde á su facultad. Para esto será indispensable que quantos [...] se aplicaren en los sucesivo a la Cirugia, acompañen su práctica precisamente con la asistencia á quatro Cursos en dicha Escuela Real de Anotómica [...] no por ello estarán exentos de obtener la prevenida Certificacion del expresado Catedratico [de anatomia] para presentarse al exámen, antes sí deberán asistir á algunas Operaciones en dicha Escuela para que aquel reconozca si está ó no en la debida aptitud...". Bando emitido por virrey de la Nueva España, Carlos Francisco de Croix. AGN, Instituciones coloniales, Hospitales (054), contenedor 21, vol. 50, exp. 5, f. 115, 10 de marzo de 1770.

> de pocos años á esta parte de que hallan de cursar la Cathedra de Anotomia y operaciones de esa Corte, seis meses cada un año, por el espacio de quatro, los que huvieren de examinarse para Cirujanos, no hai quien quiera practicar en dicho Hospital por no gravarse álos gastos y demas irremediables pensiones que trae consigo estar yendo á esa Ciudad aganar los Cursos de Teorica y regresándose á esta, para los de practica, lo que cede en grave-perjuicio del referido Hospital, y por consiguiente del publico.[73]

Ante el problema, Sánchez Mellado logró, entre 1785 y 1787, el permiso de la Real Audiencia para que (tras la aprobación de un examen presentado ante el director de la Real Escuela de Cirugía y la obtención de un certificado de idoneidad) algunos practicantes del hospital de San Pedro trabajaran en él, dispensándoles, de momento, los cursos teóricos en la Escuela de cirugía, sólo hasta que solicitaran ser examinados por el Protomedicato.[74] Así, la aprobación dada por el gobierno virreinal resultó ser una acción extraordinaria que mediaba entre las aspiraciones sanitarias de la Corona —proveer con atención calificada a las tropas reales— y las necesidades sanitarias de la intendencia.

A pesar de ser aprobada la medida propuesta por Sánchez Mellado, para 1790 el problema de la falta de cirujanos y practicantes en el Real Hospital no estaba resuelto, esto consta en un informe que recibió el virrey Revillagigedo sobre el número de enfermos atendidos en el nosocomio, que en tiempos ordinarios eran en promedio 300 al día. Aun así, se hacía un llamado para dar atención a los enfermos, aunque sobrepasaran el número de camillas en el hospital.[75] Si bien el número de personas que se atendían en el Real Hospital era exagerado para las instalaciones con las que contaba, la solicitud de atención médica era relativamente baja, comparada al total de habitantes de Puebla que, en 1791, era de 56 859.[76] El dato comulga con la actitud generalizada de rechazo que los pobladores tenían hacia el nosocomio, al cual asistían regularmente los enfermos

[73] *Ibid.*, f. 112.

[74] *Ibid.*, ff. 111-114, 116-120 vta., 1785-1787.

[75] AGN, Instituciones coloniales, Regio Patronato Indiano, Hospitales (054), contenedor 21, vol. 49, f. 332 vta.

[76] Thomson, Guy P. C., *Puebla de los Ángeles. Industria y sociedad de una ciudad mexicana. 1700-1850*, Puebla, BUAP, Gobierno del Estado de Puebla, Universidad Iberoamericana, Instituto de Investigaciones José María Luis Mora, 2002, p. 244.

sólo hasta alcanzar un estado de gravedad tal que al ingresar no transcurrían ni 24 horas antes de su muerte, sospechando los encargados que: "solo los han llevado allí á morir para descargarse del Entierro, y que se los haga el Hospital, por que aun ha solido acontecer que lleguen yá muertos á él".[77] Otro motivo de rechazo hacia el hospital era el temor a los miasmas que en él se respiraban, los cuales en su mayoría emanaban de los cuerpos en descomposición que se hallaban enterrados dentro de cajas mal ensambladas y a poca profundidad, dispersas por todo el hospital, en su iglesia, patio y camposanto donde la tierra, por estar tan pútrida, ya no consumía sino que servía para propagar el mal olor.[78]

La teoría miasmática del contagio, presente en el contexto, postuló que los miasmas (emanaciones fétidas y pútridas) que eran transportados por el aire, provocaban cambios en la atmósfera produciendo enfermedades, algunas de las cuales eran relacionadas con las estaciones del año. Generaba desconfianza, también, la deteriorada infraestructura del inmueble, donde iglesia, capilla de depósito de cadáveres, cimientos y azoteas presentaban un aspecto ruinoso.[79]

1.4.1 El rectorado de Antonio Domenech en el Real Hospital de San Pedro y su influencia en el desarrollo de la práctica quirúrgica

En tal contexto sería el prebendado Ignacio Antonio Domenech, sucesor de Sánchez Mellado en el cargo de rector del hospital, quien impulsaría de manera importante el desarrollo de la cirugía en la ciudad de Puebla, y tendría gran injerencia en la regularización de las actividades del Real Hospital de San Pedro.[80] Dentro de la escasa bibliografía que existe sobre este personaje, se encuentra un ensayo de la historiadora del arte Monserrat Galí Boadella, quien ha señalado que su arribo desde la península ibérica en 1789 coincidió con la aparición en el escenario poblano de otros

[77] AGN, Instituciones coloniales, Regio Patronato Indiano, Hospitales (054), contenedor 21, vol. 49, f. 331 vta.

[78] AGN, Instituciones coloniales, Regio Patronato Indiano, Hospitales (054), contenedor 26, vol. 62, exp. 13, ff. 274-275, 1794.

[79] *Ibid.*, ff. 257-294 vta., 1794.

[80] Ignacio Antonio Domenech tomó posesión de su cargo como rector del gran hospital de Puebla el 8 de enero de 1793. Archivo del Venerable Cabildo de la Catedral de Puebla, Actas de cabildo eclesiástico, vol. 50, f. 63.

representantes de la clerecía ilustrada peninsular, como lo fue el obispo Salvador Malpica y Sotomayor.[81] Domenech, quien había recibido parte de su instrucción en la escuela catalana de cirugía,[82] trató de resolver los problemas que ya Sánchez Mellado había señalado; en primer lugar, enfrentó la promiscuidad en el ejercicio de las prácticas médicas del Real Hospital.

Para dar una idea de la mezcolanza de actividades en el Real Hospital, puede mencionarse que las curaciones que se practicaban a los enfermos antes de que llegara el médico las hacían los sirvientes (entre ellos algunos indígenas). Éstos, después de sacar y vaciar los orinales y bacines de cada sala,[83] de "sacar de la Botica las unturas, y azeites necesarios álos Enfermos y Enfermas [y] distribuirlos en las salas", y de haber recogido "los ingredientes de las ayudas al Quarto del Rector [...] los Emplastos, Remedios, y demas cosas",[84] eran instruidos por los enfermeros mayores acerca de las curaciones que debían realizar (conforme a las prescripciones médicas). Las primeras curaciones, que eran las que se hacían con mayor frecuencia, las practicaban los domésticos que, a decir de varios miembros que laboraban en el hospital, "no contaban con otro adiestramiento que el tiempo y la costumbre".[85, 86]

[81] Galí Boadella, Monserrat, *Ignacio Domenech, Reformas e innovaciones en la Puebla ilustrada de finales del siglo XVIII*, Puebla, BUAP, Instituto de Ciencias Sociales y Humanidades, 2007, p.17.

[82] *Ibid.*, p. 18.

[83] AGN, Instituciones coloniales, Regio Patronato Indiano, Hospitales (054), contenedor 15, vol. 36, exp. 1, ff. 48 y 48 vta.

[84] AGN, "Constituciones del Real Hospital de San Pedro de la ciudad de Puebla, dadas por el obispo de la ciudad de Puebla de los Ángeles don Pedro Nogales Dávila, en 1715", constitución XVII, f. 50 vta. Biblioteca Virtual Miguel de Cervantes.

[85] AGN, Instituciones coloniales, Regio Patronato Indiano, Hospitales (054), contenedor 15, vol. 36, exp. 1, f. 8.

[86] Esta declaración que consta en un informe entregado por el intendente Manuel de Flon al virrey Branciforte, en 1794, intitulado "Sobre el estado en que se hallaba el Hospital Real que tiene á su cargo en el que existe actualmente, y los fomentos que pueden mejorarlo y conducirlo á los fines mas importantes del servicio de Dios y del Rey y bien publico", se integró con numerosos testimonios de vista, pero sobre todo con los del personal que laboraba en el hospital, brinda una amplia imagen de las condiciones de la estructura arquitectónica del hospital; señala qué miembros constituían a la comunidad médica (algunos con varios años de servicio); las condiciones en las que se realizaban la prácticas médicas y sanitarias, la falta de recursos materiales para la atención, el medio ambiente, el estado de los servicios, el número de enfermos atendidos y su mayor ingreso a partir de 1794. AGN, Instituciones coloniales, Regio Patronato Indiano, Hospitales (054), contenedor 26, vol. 62, exp. 13, ff. 257-294 vta.

El ejercicio de las actividades sanitarias en el Real Hospital se veía afectado también por la falta de instrumentos tanto quirúrgicos como flebotómicos, la carencia era tal que los médicos y cirujanos del hospital tenían que subsanar con sus propios instrumentos para trabajar:[87] no "havia ni una lanceta, ni ningun otro Ynstrumento cervible deSirugia".[88] Para solventar la situación, en 1795, Domenech dotó al nosocomio con "una completa Coleccion no solamente de ellos, sino también de los Flebotomicos, y aun de muchos extraordinarios, y que por su rareza puedan necesitarse, y á mas de esto Otro surtido de Vendajes, Geringuillas, Pisteros, y Vasos de Plata para los Enfermos, y Enfermas".[89]

Incluso, para impulsar académicamente la cirugía, Domenech mandó construir en 1794 una oficina que "no tenia antes el Hospital [...] un Anfiteatro para Anathomia",[90] es decir, un lugar exprofeso para adelantar la cirugía, y anatomía por el camino de la observación, a semejanza de los anfiteatros que había en los colegios de cirugía españoles. El rector trabajó para que el proceso de enseñanza, del cual la Real Escuela de Cirugía de la Nueva España formaba parte, se extendiera a la ciudad de Puebla, ya que, según consideraba el propio Domenech, en aquel momento gran parte de la juventud poblana "por la escasez de las facultades de sus Padres no pueden emprender la carrera de medicina, Cirugia ó Flebotomia en la Universidad y Practica de Mexico".[91]

En 1795, Domenech pidió al rey que en el Hospital de San Pedro se fundara la cátedra de disecciones del anfiteatro de anatomía; esto para que los habitantes de Puebla pudieran contar, dentro del hospital, con una mayor proporción de académicos, quienes en el anfiteatro se vieran estimulados a razonar directamente sobre la naturaleza humana que observaban (el cadáver), y la sometieran a la experimentación técnica. Ésta sería la vía para llegar a un conocimiento anatómico y técnico por medio del estudio frecuente. Domenech buscó mostrar al rey las bondades de la cátedra de disecciones, haciendo alusión a la importancia de la práctica

[87] "el Real Hospital estaba tan destituido de Ynstrumentos assi Quirurgicos, como Flebotomianos, que para hacer Varias Operaciones, de las muchas, y esquisitas que allí se ofrecen, era necesario que los mismos facultativos llevaran los suyos". *Ibid.*, ff. 260 vta., 261 vta. y 262.

[88] *Ibid.*, ff. 260 y 260 vta.

[89] *Loc. cit.*

[90] *Ibid.*, f. 275.

[91] AGN, Instituciones coloniales, Regio Patronato Indiano, Hospitales (054), contenedor 15, vol. 36, exp. 1, f. 9.

de los estudiantes dentro del hospital, encaminados por la guía de médicos y cirujanos.[92] Por tal motivo se mantuvo en la nómina del hospital a dos cirujanos y no sólo a uno: Juan de la Huerta y Francisco Arruti. Había también dos médicos: Ignacio Cruz y Manuel Patiño.[93] De los afanes de Domenech por el progreso de la cirugía dejó constancia el cirujano Arruti:

> el referido Señor Comisario ha asistido en Persona á todas las operaciones Quirugicas que se han ofrecido gratificando á los Facultativos de su bolsillo mandando con toda exigencia que se amortajen los Cadaveres con la posible decencia, y honestidad, y que de éste mismo se depociten hasta sepultarlos.[94]

En 1796, Domenech solicitó al ayuntamiento de Puebla que comprara tres camillas, para que con ellas se trasladara a los enfermos desde sus viviendas hasta el hospital. La petición generó una larga discusión con los miembros del cabildo municipal, quienes se negaban a apoyar la solicitud de las camillas porque se encontraban apoyando con donativos, en numerario y abastecimiento, a diversos gastos militares de la Corona, como lo eran dotar de vestuario al Primer Batallón de Milicias de Infantería y de armas al Segundo Batallón de Milicias de Infantería, así como al Regimiento de Dragones Provinciales.[95]

A pesar de lo comprometido que se hallaba el erario municipal, el empeño, la perseverancia y la noción del rector de que a partir de los propios se podía sufragar el servicio de traslado de enfermos, dieron fruto, pues tras largas discusiones (que duraron más de un año) entre Domenech y distintas autoridades, —cuyos principales protagonistas fueron el intendente de Puebla, los miembros de la Contaduría General de Propios y Arbitrios, el síndico personero del común, el fiscal de lo civil y el asesor general de comisiones— el 19 de julio de 1796 Manuel de Flon ordenó

[92] *Ibid.*, ff. 9 vta. y 10.

[93] AGN, Instituciones coloniales, Regio Patronato Indiano, Hospitales (054), contenedor 26, vol. 62, exp. 13, ff. 259, 260 vta., 263 y 265 vta.

[94] *Ibid.*, f. 262.

[95] AGN, Instituciones coloniales, Regio Patronato Indiano, Hospitales (054), contenedor 15, vol. 36, exp. 1, f. 29 vta.

que de los propios de la intendencia poblana se destinaran los mil pesos anuales que el rector había solicitado para la compra y manutención de las camillas.[96]

Además del esfuerzo por mejorar la situación del hospital, Domenech advirtió al intendente Flon que las "Constituciones" que regían al nosocomio (elaboradas en 1715) no se correspondían con las necesidades de la época en la que él estaba ejerciendo su rectorado (en cuanto al desarrollo de las prácticas y las situaciones social y económica de la institución) y era necesario reformarlas. Así se observa en la siguiente cita:

> Las Constituciones del Hospital Real General de mí cargo están defectuosas, y hechas sin prevision á las circunstancias del día y á las indispensables varíaciones del tiempo, y sin aquellas generalidades que las comprehende casi todas. Por otra parte tienen muchos Parrafos superfluos y de ningun uso, como son los relativos á los Esclavos que en aquellos tiempos habia en la Casa: Y otros por fin que deben modífícarse, ó dárseles mayor extension, porque giran sobre ciertas economias caseras con atencíon á la escasez delas rentas dela epoca de su establecimiento.[97]

Las leyes debían cambiar, era lo que en el fondo Domenech le hacía ver a Flon. Guardando correspondencia con el amplio movimiento de renovación de la medicina y cirugía españolas (que se había iniciado con Carlos II de Habsburgo), Domenech logró el servicio de camillas y su manutención dentro del Hospital, pero, sobre todo, dotó al Real Hospital de lo necesario para que en los años venideros sirviera como establecimiento para la enseñanza de estudios médicos y quirúrgicos. De esta manera, el deseo de Domenech por hacer del Real Hospital una institución análoga a la Real Escuela, como lo propuso en 1795, parecía ir por buen camino.

El efecto inmediato de las acciones realizadas por Domenech fue que, en 1795, el número de pacientes atendidos diariamente en el Real Hospital ascendió de "tres á quatrocientas y el anual á seis mil".[98] Entre éstos estaba la tropa real, a la cual se atendía con sumos cuidados y preferencias, tales que no quedaba motivo alguno para la queja.[99] Con la es-

[96] *Ibid.*, ff. 7-109 vta.

[97] *Ibid.*, f. 25.

[98] *Ibid.*, f. 15 vta.

[99] AGN, Instituciones coloniales, Regio Patronato Indiano, Hospitales (054), contenedor 26, vol. 62,

pecial atención del Real Hospital dirigida hacia los miembros del ejército, quedaba satisfecho uno de los principales propósitos por los cuales tuvo lugar la fundación de la Real Escuela de Cirugía, a saber, la atención a las tropas.

Domenech acudió directamente al rey y a distintos funcionarios del gobierno de la Nueva España con el fin de impulsar la cirugía, logrando mejorar la atención a las tropas reales dentro de San Pedro, lugar en el que propuso se pudiera estudiar la cirugía, como una segunda opción a parte de la Real Escuela.

Para 1794 la Corona mostró un aprecio positivo sobre la atención de los militares en el Real Hospital de San Pedro, según lo atestiguan los documentos de la época: "por la buena disposicion del Hospital han venido, y vienen á él, á curarse de Mexico, y Otros Lugares varios individuos Militares, especialmente del Regimiento dela Corona, los que son atendidos con el mayor esmero".[100] Esto fue ratificado por el coronel del Regimiento de Milicias Urbanas del Comercio de Puebla, José Mariano Gonzales Maldonado. Aquí citamos sus palabras para conocer el ambiente en que se practicaban la medicina y la cirugía dentro del Real Hospital:

> [El Hospital] está en el día mui distinto de lo que antes estaba; pues desde que entró de Comisario el Señor Doctor Don Ignacio Domenech, Prevendado de esta Santa Iglesia Cathedral se dedicó con todo esmero, y eficacia á Reformar el citado Hospital assi en lo material como en lo formal; porque es constante que todo lo interior dél esta renovado, y puesto en la mejor disposicion. Que el Patio Principal que antes estaba terroso, a causa de que allí se sepultaban los Cadáveres, yá esta enlozado, despues que estos se exumaron, assi de este lugar como del deposito, y se llevaron á enterrar al Campo Santo, con lo qual sesó el fetor que havia en el Hospital, y hacia retraer de él á muchas Personas. Que los demas Patios, Aposentos, y Oficinas están en mejor disposicion de lo que antes estaban, y lo mismo las enfermerías á las que se les han abierto sus ventanas para que entre el ambiente, y haya la respiración necesaria al fin del alivio de los Enfermos. Que la limpieza y puntualidad de con que estos son servidos es publica, y notoria como que se les medicina, y atiende con mucha caridad á la que exita, y mueve el

exp. 13, ff. 286-289.
[100] *Ibid.*, f. 286.

> Señor Comisario haciéndolo por si mismo, pues según ha oído decir se ha dado exemplar que los cargue, les dé los alimentos por su propia mano, y haga con ellos otros actos de mayor humildad. Que también ha oído decir que há mandado hacer numero crecido de Camisas para que estén cubiertos los Enfermos de ambos Sexos, consultando con esto á su mayor abrigo, decencia, y honestidad. Que la botica es de las mejores Oficinas que hay en Puebla, de la qual se surte no solo el Hospital sino tambien el Publico con toda equidad; Yque ultimamente sabe que assi el Hospital todo, como sus Enfermerias están completamente abastecidas de todo quanto puede contribuir al socorro, comodidad, y regalo de los Enfermos de modo que en una Casa particular no pueden lograr tan fácilmente mejores conveniencias, dieta, medicinas, y Alimentos...[101]

El impacto de las labores realizadas por Antonio Domenech en el Real Hospital de San Pedro no sólo fundamentó la imagen del rector como la de un impulsor de las ciencias médicas en la Nueva España, sino que llegó a reconocerse en sus esfuerzos la acción propia de un hombre caritativo.

Distintos personajes poblanos hablaron del trabajo del rector como una labor que sobrepasaba lo estrictamente propio del servicio médico, inculcando, además del servicio digno para los enfermos, el ejercicio del consuelo para ellos.[102] Tales atenciones estaban dirigidas con especial empeño hacia los pobres, a quienes llegó a favorecer, otorgándoles los medicamentos con un precio reducido hasta una tercera parte de su costo normal.[103] Uno de los episodios documentados que hacen constar la actitud caritativa de Domenech fue narrado por Juan de la Huerta, quien relató cómo a pesar del riesgo de contagiarse de rabia, Domenech cuidó personalmente a un enfermo que contrajo dicha enfermedad, a quien cargaba y solía suministrarle todas sus medicinas.[104]

101 *Ibid.*, ff. 287 y 287 vta.
102 *Ibid.*, ff. 259-294 vta.
103 *Ibid.*, f. 270 vta.
104 *Ibid.*, ff. 259 y 259 vta.

1.5 Situación sanitaria poblana en el contexto de las luchas de Independencia

Fueron diversas las situaciones adversas por las que, en la segunda década del siglo XIX, atravesó el ámbito sanitario de Puebla, pero también en este complejo contexto resaltó el papel de los médicos y de los cirujanos en la sociedad.

Con motivo de las luchas que se desataron entre insurgentes y realistas a partir de 1810 en gran parte de territorio novohispano, el intendente de Puebla, Manuel Flon, fue encomendando a combatir la causa insurgente mediante el servicio militar;[105] asimismo, los miembros del ayuntamiento poblano se inscribieron en dicho servicio en calidad de soldados; esto con el fin de ser, para el pueblo, ejemplo de fidelidad hacia la Corona. Las personalidades que gozaban de una posición privilegiada en la intendencia y se añadieron en pro de la causa realista conformaron el batallón denominado "Voluntarios distinguidos de Fernando VII".[106]

Teniendo en cuenta la calidad del rango social que ostentaban los miembros del ayuntamiento, así como los varios personajes del batallón de voluntarios distinguidos, no podía descuidarse el servicio médico para la tropa a pesar de las repercusiones negativas que implicaba el conflicto armado en la economía de las instituciones sanitarias de la Nueva España; así fue como en el hospital de San Pedro —que con Antonio Domenech había alcanzado un estatus de reconocimiento elevado y una clara estabilidad en sus servicios, y que ahora se encontraba en una nueva situación crítica por las limitaciones económicas y la cantidad de heridos en batalla— hubo lugar a una serie de reformas económicas elaboradas por Mariano Anzures y Antonio de la Cal, las cuales fueron aprobadas el 12 de junio de 1812.[107]

[105] Gómez Haro, Eduardo, *La ciudad de Puebla y la guerra de Independencia*, México, El Arte Tipográfico, 1910, en Colección Portal Poblano, núm. 21, "Esta edición conmemora los 175 años de la consumación de la Independencia 1821-1996", Puebla, Secretaría de Cultura, Gobierno del Estado de Puebla, 1996, p. 65.

[106] *Ibid.*, p. 66.

[107] Huerta Jaramillo, Ana María Dolores, *Ciencia y vida académica en Puebla en el siglo XIX*, Educación y Cultura, Asesoría y promoción, México, 2010, p. 23.

La intervención de los servicios sanitarios fue aún más notoria cuando en noviembre de 1812 se manifestó en Puebla una epidemia (probablemente fue fiebre amarilla o tifoidea)[108] que, no obstante duró poco menos de un año, terminó con un gran número de vidas. Como una eficaz medida para combatir el mal, tuvo lugar la fundación de la Junta de Sanidad en Puebla, el 16 de enero de 1813;[109] en dicho organismo la colaboración entre facultativos médicos, cirujanos y farmaceutas consta en el listado de quienes encabezaban la dirección de tal junta.[110] Por medio de la Junta de Sanidad se realizó una división de la ciudad en 16 cuarteles, entre los cuales se distribuyó a los profesores de medicina y cirugía para la prevención y la atención de los afectados por la epidemia, la cual cesó en septiembre, habiendo provocado la muerte a 7 125 personas.[111] Otra de las medidas que la Junta puso en práctica para hacer frente a la epidemia fue la fundación de un hospital provisional en 1812, en lo que fuera el colegio jesuita de San Francisco Xavier, el cual, habiendo sido creado en 1751 para la instrucción de los naturales, poseía una estructura adecuada para el cuidado de los contagiados.[112]

Tras una contribución exitosa, en noviembre de 1813, la Junta de Sanidad poblana consideró finiquitadas sus labores; sin embargo, ante la amenaza que representaba aún la viruela en intendencias vecinas —como Veracruz— en enero de 1814 se fundó una nueva Junta de Sanidad, en la cual figuraron los facultativos: Mariano Anzures, Mariano Revilla y Antonio de la Cal,[113] partícipes de la primera etapa de la Junta de Sanidad. En lo sucesivo, el reinstalado establecimiento hizo frente a distintos problemas

[108] Thomson, Guy P. C., *Puebla de los Ángeles. Industria y sociedad de una ciudad mexicana. 1700-1850*, *op. cit.*, p. 245.

[109] Gómez Haro, Eduardo, *op. cit.*, p. 102.

[110] Los facultativos de medicina, cirugía y farmacia partícipes en la fundación de la Junta de Sanidad fueron: Mariano Anzures, Mariano Revilla, José Ma. Horta, Juan del Castillo y Antonio Cal. De la Fuente, Jesús, *Efemérides Sanitarias de la ciudad de Puebla* (facsímil de la 1ª edición de 1910), BUAP, 1999, p. 45.

[111] Gómez Haro, Eduardo, *op. cit.*, p. 104.

[112] Palou Pérez, Pedro Ángel, *Apuntes históricos sobre San Xavier*, Puebla, Secretaría de Cultura del Estado de Puebla, 1995, pp. 7-17.

[113] De la Fuente, Jesús, *op. cit.*, p. 51.

como la fiebre amarilla de la que dio cuenta el médico José María Horta, en diciembre de 1814;[114] la aplicación del pus vacuno en 1815;[115] y varias epidemias en la segunda década del siglo XIX, entre ellas, viruela y sarampión.

En 1820, la Junta de Sanidad se vio obligada a hacer una revisión del ámbito médico y sanitario de la intendencia, mostrándose capaz de redactar un reglamento en el cual ordenó, entre otras medidas, que médicos y cirujanos trabajaran conjuntamente. La misma medida se había tomado en 1812 cuando "Los Profesores de Medicina y Cirugia de esta Ciudad, congregados en el Hospital general de San Pedro [se reunieron] para reconocer y discutir el carácter de la enfermedad [epidemia]" presente.[116] Lo cual resulta interesante, porque si bien la Corona, la milicia y el clero fueron algunas figuras representativas de poder que propiciaron ciertos avances de la cirugía, hacia 1812 fue también la emergencia, las epidemias que afectan a todos (pueblo y gobernantes).

Además del reconocimiento que a los cirujanos les dio su contribución en la erradicación de los distintos males de carácter sanitario en la intendencia poblana, como integrantes de la Junta de Sanidad, su participación activa en las luchas de independencia ayudó a que el ejercicio quirúrgico lograra mayor reconocimiento por parte de la sociedad. Dos cirujanos que se formaron y ejercieron en Puebla, y sirvieron al ejército realista en las luchas de independencia fueron Damián Tort, cirujano mayor interino del Ejército del Sur, y José Mariano de Sierra, practicante de cirugía en el Real Hospital de San Pedro, asignado a la división del teniente coronel Zarzoza.[117]

Por otra parte el artículo 3° del reglamento de 1820, en el apartado "Tiempos bonancibles", acerca de los cirujanos del ejército, señala que los cirujanos que trabajaban en Puebla, aunque hubiesen sido examinados por la Real Escuela y certificados por el Protomedicato, seguían siendo

114 *Ibid.*, p. 59.

115 *Loc. cit.*

116 Hospital Provisional de San Francisco Xavier, "Resultado del Hospital provisional de San Francisco Xavier de ésta Ciudad de la Puebla de los Angeles: desde el siete de Diciembre, primero de su establecimiento, hasta el treinta y uno del mismo de este año de 1812", impreso publicado el 2 de enero de 1813. National Institutes of Health, U. S. National Library of Medicine. Digital Collections (DE, página de Internet consultada el 22 de febrero de 2016: http://resource.nlm.nih.gov/101670592).

117 Rodríguez-Sala, María Luisa, *Los cirujanos del ejército en la Nueva España (1713-1820), ¿miembros de un estamento profesional o una comunidad científica?*, México, UNAM, Instituto de Investigaciones Sociales, Facultad de Medicina; Coahuila, Instituto Tecnológico de Estudios Superiores de la Región carbonífera, 2005, pp.140 y 141.

dependientes, en su práctica, de las indicaciones de los médicos, no así los cirujanos egresados de los colegios reales de cirugía de España (Barcelona, Madrid o Cádiz) quienes podían atender todos los casos, pues en aquellas escuelas "se les enseña completamente la Cirujia Medica",[118] lo que muestra un antecedente de un pensamiento que favorecía la visión de la unión de la medicina y la cirugía.

El mismo reglamento, en la sección que establece las multas a los infractores, estipuló que los cirujanos que intervinieran en la curación de enfermedades pertenecientes al campo de los médicos fueran sancionados con 25 pesos la primera ocasión que lo hicieran, en caso de reincidir la sanción sería de 50 pesos y de 100 pesos la tercera vez. El reglamento no estableció penas para los médicos que traspasaran el campo de la cirugía, pero sí por no firmar las recetas, la primera vez sólo eran reconvenidos por el secretario de la Junta de Sanidad, en caso de reincidir pagaban un peso y en la tercera vez dos pesos.[119]

En Puebla, en 1820, había diez médicos: Agustín Arellano, Antonio Naveda, Mariano Sierra, Pedro González, José María Zepeda, José María de Horta, José María Barros, Antonio Maldonado, Juan Evangelista Pérez de León y José María Campos; tres cirujanos que estudiaron en los reales colegios de España: Juan Bautista Crivelli, Damián Tort y Francisco Farina; un cirujano latino, Manuel Zepeda, quien estudió en el colegio de cirugía de la Nueva España y fue habilitado como tal por el Real Tribunal del Protomedicato, capacitado para realizar operaciones internas y externas; y 20 cirujanos romancistas para prestar sus servicios a las tropas reales, atendiendo casos puramente externos: Miguel Vieira, Francisco Castillero, Gregorio Martínez, Mariano Escalante, Nicolás Seoane, Manuel Méndez, Juan Nepomuceno Raudón, José Mariano Gallegos, Manuel Gutiérrez, Francisco Enríquez, Francisco y Mariano Rivadeneyra, José Luis Rodríguez, José Antonio Almorín, Alejandro Martínez, Mariano Carranza, Joaquín Caballero, Francisco Talavera, José Ignacio Durán y Pedro Calderón.[120]

118 Archivo Histórico Municipal de Puebla (AHMP), Expedientes de sanidad, vol. 79, f. 52 vta.

119 AHMP, Expedientes de sanidad, vol. 79, ff. 76 vta. y 77 vta.

120 "Lista comprehensiva de los Profesores de Medicina y Cirujia que egercen ála actualidad en este suelo para que con arreglo á ella sin la mas minima tergiversacion se les despache por facultativos de Farmacia, respecto álas facultades de cada uno segun lo prevenido por el Real Tribunal del Protomedicato de esta ciudad mandado observar; en el expediente de la materia, por auto de veinte

y cinco de Enero del presente año; y notariado en junta [---] el veintinueve y treintaiuno [de 1820]". AHMP, Expedientes de sanidad, vol. 78, ff. 210 vta. y 211.

2
Vínculos entre facultativos de la salud, autoridades gubernamentales y las exigencias de los habitantes de Puebla. 1820-1826

2.1 Divergencias de la explicación etiológica en el contexto de la ciudad de Puebla

Puede obtenerse un panorama de las ideas imperantes sobre salud y enfermedad presentes en la segunda década del siglo XIX en Puebla, a partir del reglamento expedido por la Junta de Sanidad en 1820. Un fragmento del reglamento versa de la siguiente manera:

> Art. 3°.- Habrá uno o mas observadores de los mismos facultativos del principio de las epidemias examinando sus causas si son nacidas en la ciudad o venidas de algun lugar infectado el curso de ellas su periodo duración crisis y degeneraciones de las enfermedades epidemicas ordinarias y de las estacionales combinando las descripciones de los sintomas con el estado meteorico que indiquen el termometro el hidrometro y electrometro que asi la Junta tomara las cautelas combenientes y necesarias al bien del Pueblo.
> Art. 4°. Habrá tambien un socio que lleve razón y la de la á la Junta de la variacion de las estaciones de los vientos y las lluvias.
> Art. 5°. Se averiguara con ecsactitud por otro socio las enfermedades de los animales que estando ellos sujetos a las enfermedades de los racionales importa saberlo ya para precaver su traslación a los hombres y ya para impedir el uso de las carnes enfermas comestibles como ya se apuntó en el articulo.[1]

1 AHMP, Expedientes de sanidad, vol. 79, ff. 72 y 72 vta.

En el fragmento citado se observa la relación establecida usualmente entre los fenómenos meteorológicos y las enfermedades, y aporta una idea del funcionamiento de los cuerpos comisionados para atender los problemas de la salud pública.

La relación concebida entre los fenómenos atmosféricos y la salud es la base de la teoría miasmática, que postulaba que el aire, los cambios atmosféricos y los de las estaciones afectaban la salud de los individuos por la alteración de los humores.[2] Debido a ello, el citado reglamento de 1820 mandaba en su artículo 5°:

> Para evitar la infección del aire atmosferico, causa primordial e inmediata de las enfermedades pestilenciales y endémicas, cuidara de que no se formen pantanos cenagosos, dentro y en los suburbios de la población, de dar curso, o desecar las aguas estancadas; y de establecer plantios que hacen permanecer aquel en el mejor estado de salubridad.[3]

La teoría miasmática permitía pensar al contagio como producto de los movimientos migratorios y de algunas actividades relacionadas con el comercio. La idea puede mostrarse a través del siguiente fragmento emitido también por la Junta de Sanidad, en el cual se expresan las precauciones y limitaciones impuestas al comercio en favor de la salud pública, en tiempo de enfermedad:

> Art. 14°.-La Junta reconocerá los fardos principalmente de algodon y lana que vengan de dichos lugares sospechosos y en tales casos y en daños de infeccion las personas arrieros tropas etcetera deben alojarse fuera de la Ciudad, pues de este descuido se sufrio la epidemia pasada. Deben tomar Quina y otras precauciones que en ese caso la Junta providenciará.
> Art. 15°.-Los fardos dichos que vengan de lugares sospechosos deben abrirse fuera de la Ciudad como se ha dicho y ventilarse a campo razon por el tiempo que se fije por la Junta y si esto fuese en tiempo de lluvias tambien tomará la providencia de grandes tinglados con sus pavimentos de madera para que no se argulla de la humedad de las ropas.

[2] La teoría humoral, imperante desde la antigüedad griega, tenía como principio la existencia de cuatro humores (líquidos) en el cuerpo, a saber: frío, caliente, seco y húmedo; del equilibrio entre éstos dependía la salud o la enfermedad en los hombres.

[3] AHMP, Expedientes de sanidad, vol. 79, pp. 45 vta. y 46.

> Art. 16°.- La Junta para los casos dichos en los anteriores articulos providenciará lo que se debe prevenir de Quarteles tiendas de proviciones etcetera pues nada infectado debe entrar en la Ciudad si no quedarse lo mas distante que se puede de la poblacion.[4]

Por otra parte, se observa en el contenido de los registros de las epidemias que se presentaron durante el periodo en estudio, que el pensamiento sobre la causa de una sola epidemia no era unívoco, pues solían retomarse de manera poco uniforme las teorías sobre el contagio por miasmas y la explicación del castigo divino como causa de las enfermedades. La explicación sobrenatural de las enfermedades tuvo un papel preponderante en la sociedad del siglo XIX; así lo manifiesta el contenido de algunos sermones pronunciados en la ciudad de Puebla, como el del obispo Antonio Joaquín Pérez Martínez el 12 de agosto de 1819, quien expresa que la causa de los desastres (como el diluvio y las lluvias de fuego que narran los pasajes bíblicos) son las "abominaciones y torpezas"[5] cometidas por la humanidad. La influencia de la explicación religiosa se manifestó con fuerza a partir de la consumación de la Independencia, cuando la Iglesia mexicana denunció la propagación y la aceptación de los principios de la Reforma Protestante por parte de un número cada vez mayor de mexicanos, muestra de ello es un sermón panegírico dedicado a San Felipe Neri, pronunciado en la ciudad de Puebla en 1820, por el cura Miguel Valentín y Tamayo, quien juzgó la Reforma con los siguientes términos:

> formó una borrasca horrenda que arrolló los altares, confundió los linderos que habían fijado nuestros padres, destruyó los trabajos de tantos héroes y de tantos siglos, y con las ruinas que arrambló y amontonó, ha levantado un muro durable de separación de la Iglesia Romana, es decir, de la fe y de la verdad.[6]

[4] *Ibid.*, pp. 74 vta.-75 vta.

[5] Pérez Martínez, Antonio Joaquín, *Panegírico de Santa Clara, predicado en la Iglesia de su convento de la Puebla de los Ángeles*, Puebla, Oficina del Oratorio de San Felipe Neri, 1819, p. 1. Biblioteca Histórica José María Lafragua (BHJML), microfilm clave: 32058 01-41030403.

[6] Valentín y Tamayo, Miguel, *Sermón panegírico del glorioso San Felipe Neri, predicado en la Iglesia de la congregación del oratorio de la villa de Orizava, el día 26 de mayo de 1820, por el Dr. Miguel Valentín y Tamayo, cura por S.M. y vicario foráneo de la villa de Córdoba, danlo a luz los PP. Del referido oratorio con la licencia necesaria*, Puebla, Imprenta Oficina del Gobierno 1820, p. 9. BHJML, microfilm: 32058

Una acusación explícita de los males de la nación atribuidos al relajamiento del catolicismo, que se veía reflejado en la introducción de libros y doctrinas considerados como contrarios al culto, puede leerse en el *Caduceo*:

> ¡Dios grande! ¡Dios eterno! Estamos dispuestos á sufrir todos los castigos con que os digneis visitarnos. Venga sobre nosotros el hambre, las guerras y la peste ántes de que vuestro santo nombre sea desconocido por nuestros hijos. Iluminad á la comision de este Congreso para que ejecutivamente se dicten providencias enérgicas que hagan desaparecer esos libros con que vuestros enemigos intentan abolir el culto, la moral, y la adorable Religion que revelasteis á nuestros padres.[7]

Debido a tal juicio eclesiástico, como una medida para evitar que los principios del cristianismo protestante se difundieran en México, el clero y los católicos de la diócesis de Guadalajara propusieron que se prohibieran publicaciones en las que se criticaran el dogma y las costumbres católicas, mas la prohibición no se llevó a cabo.

Así, las maneras de entender el origen y la propagación de las enfermedades se alternaron y entrecruzaron, fueron permeables, y las especulaciones no se limitaban a las explicaciones médicas (aire, miasmas, electricidad, fenómenos telúricos o atmosféricos, contagio), sino que se imbricaron con la del castigo de Dios, acaecido cuando el pueblo era infiel a la doctrina católica, religión que en el artículo 3° de la constitución de 1824 habría de señalarse como la oficial, prohibiendo en lo formal el ejercicio de cualquiera otra dentro del territorio nacional, y demostrando así la influencia e importancia del credo católico en el contexto.

02-41030403.

[7] *El Caduceo de Puebla*, núm. 50, t. II, p. 214, jueves 19 de agosto de 1824. BPP, núm. de loc.: 32543.

2.2 *Panorama de la situación sanitaria en Puebla*

Al finalizar la guerra de Independencia, la ciudad de Puebla ofrecía a una población aproximada de 60 000 habitantes,[8] un paisaje urbano deteriorado por las batallas, las epidemias y la pobreza. Durante las primeras décadas de su vida independiente, en el centro de su traza de damero, la ciudad mostraba tres palacios: el del congreso, el del ayuntamiento y el episcopal, rodeados por numerosas iglesias, conventos, colegios, más de 3 000 casas[9] y varios elementos de gran belleza arquitectónica (fuentes, puentes, estanques y alamedas) que presentaban un aspecto ruinoso debido a los muchos vestigios de muros, parapetos y zanjas que se construyeron para repeler el ataque de los insurgentes, así como para resistir sitios, como los impuestos por Nicolás Bravo y José Joaquín Herrera, en

[8] "Estimación del intendente" realizada en 1820. *Población total de la ciudad de Puebla, Pue. Años seleccionados 1803 a 2010*. Instituto Nacional de Estadística Geografía e Informática, *Estadísticas históricas de México*, p. 142, cuadro 1.72. (DE, consultada el 16 de mayo de 2015 en la página de internet: http://www.inegi.org.mx/prod_serv/contenidos/espanol/bvinegi/productos/nueva_estruc/HyM2014/1.%20Poblacion.pdf. Otra información la aporta el Honorable Congreso del Estado libre y soberano de Puebla mediante un documento llamado: *En la junta que de órden del honorable Congreso formó al Exmo. Sr. Gobernador del Estado, compuesta de individuos del Consulado, comercio, artes y agricultura, para tratar del camino de Veracruz á Méjico por Apam, se nombró una comision, la que extendió el dictamen siguiente: ...* "La ciudad de Puebla es muy concurrida, su constante poblacion pasa de setenta mil almas", *El Caduceo de Puebla*, núm. 13, t. III, p. 58, miércoles 13 de octubre de 1824. H. Congreso Constituyente del Estado libre y soberano de Puebla, finaliza la sesión del 2 de octubre de 1824. BPP, t. 32544.

[9] El cálculo aproximado se obtiene tras considerar dos fuentes de estudio, la primera es el informe dado por fray Juan Villa Sánchez al ayuntamiento de Puebla en 1746, en el cual se expresa: "Repartidas en este bellísimo órden hasta el número de tres mil quinientas noventa y cinco casas (se entiende las principales, á que se agregan como cuatrocientas ó quinientas accesorias) y no entrando en este número las casillas ó chozas de los Naturales". Villa Sánchez Fr. Juan, *Puebla sagrada y profana. Informe dado a su muy ilustre ayuntamiento el año de 1746* (facsímil de la 1ª edición de 1835), México, BUAP, 1997, p. 21; la segunda información la aporta Rosalba Loreto López quien, ocupando del *Padrón de Casas de 1832*, determinó que en 1830, contenidas en 305 manzanas, había 2965 casas. Rosalba Loreto López, *La conformación de la propiedad conventual en Puebla en el siglo XVIII*, México, UNAM, Instituto de Investigaciones Históricas, Instituto de Investigaciones Dr. José María Luis Mora, 1995, p. 177 (DE, Página de internet consultada el 20 de marzo de 2015: http://www.historicas.unam.mx/publicaciones/publicadigital/libros/iglesia_estado/iee14.pdf). Rosalba Loreto observa una disminución importante en el número de viviendas en comparación con lo apuntado por Fray Juan Villa Sánchez, llegando a ser más de 600 viviendas las desaparecidas en la ciudad; si bien tal hecho puede atribuirse a las luchas de Independencia, el fenómeno no corresponde al propósito de esta investigación y sólo se expresa a fin de otorgar elementos para la reconstrucción del contexto.

junio de 1821, y por Mariano Arista y Gabriel Durán, en julio de 1824.[10] La imagen de la urbe se tornaba aún más lastimera por la presencia de desechos orgánicos de hospitales, carnicerías, trapiches, figones, barberías, cererías, chocolaterías, etc., además de las basuras de carpinterías, vidrierías, alfarerías, talabarterías, sombrererías, sastrerías, curtidurías, coheterías, tintorerías, herrerías, entre las de muchos otros negocios,[11] las cuales eran arrojadas diariamente en calles y esquinas, ocasionando un ambiente caótico y fétido. Si bien, el ayuntamiento contaba con los *carros de policía* (carretas tiradas por mulas) que recogían una vez al día las inmundicias de la vía pública, los problemas relacionados con la limpieza de la ciudad rebasaban estos esfuerzos.[12]

Contribuyó también a la insalubridad la polución de los ríos, manantiales y lagunas, en los que los individuos solían bañarse, arrojar basura, lanzar cadáveres de animales, lavar utensilios y saciar la sed de los animales. Otro factor que causó la contaminación del agua potable fue el mal funcionamiento de los sistemas de conducción, que además produjo constantes lodazales y encharcamientos.[13]

A esta atmósfera se sumaron los efluvios que emanaban de los cadáveres humanos en descomposición, habitualmente sepultados en cajas de madera mal ajustadas y a poca profundidad, cuya última morada eran los sepulcros que tenían lugar en los templos y atrios eclesiásticos; así

[10] Gómez Haro, Eduardo, *op. cit.*, pp. 199-221; Bustamante, Carlos María de, *Cuadro histórico de la Revolución de la América mexicana, México*, t. v, 3ª parte de la 3ª época, carta 11ª, México, Imprenta Galván, 1827, pp. 2-4.; Archivo Histórico Militar de la Secretaria de la Defensa Nacional (AHMSDNA), siglo XIX, clasificación, XI/481.4/13788, exp. 13788, 138 ff. Bustamante, Carlos María de, *Cuadro histórico de la Revolución de la América Mexicana, comenzada en quince de Setiembre de mil ochocientos diez por el ciudadano Miguel Hidalgo y Costilla, parte tercera de la tercera época dedicada al ciudadano general José María Morelos*, México, Imprenta de Galvan á cargo de Mariano Arévalo, t. v, 3ª parte de la 3ª época, carta 11 ª (Continúa la historia militar de don Nicolás Bravo comenzada en la carta anterior), 1827, pp. 2-8. Tirado Villegas, Gloria, *De la diligencia al motor de gasolina: el transporte en Puebla: siglo XIX y principios del XX*, México, Ediciones de Educación y Cultura, BUAP, 2010, p. 20.

[11] Las medidas recomendadas por la Junta de Sanidad para "socorrer con todos los auxilios eficaces y oportunos a la humanidad en tiempo calamitoso o enfermo [y para cuidar de su salud] en tiempos de sanidad", permite un acercamiento a los problemas sanitarios en aquellos años. AHMP, Expedientes de policía, ff. 50-70 vta., 1814 a 1831.

[12] *Cfr.* Bando emitido por el licenciado Carlos García, intendente y jefe político de la provincia de Puebla en el que da a conocer las prevenciones derivadas de la falta de salubridad, seguridad, limpieza de las calles, entre otros asuntos. AHMP, Leyes y decretos, Reglamento de salubridad, vol. 2-133, f. 162, Impresor Pedro de la Rosa, 20 de diciembre de 1821.

[13] El problema no se solucionó hasta 1907, cuando se modernizó esta infraestructura. De la Fuente, Jesús M., *op. cit.*, pp. 168, 169, 187-189.

como la exposición de cadáveres en el portal de la Audiencia, la cual fue una frecuente práctica de escarmiento que comenzó a ser erradicada en 1820, con el fin de evitar "la corrupcion y hediondez y la vista horrorosa de cadáveres muy deformes, y a veces desnudos".[14]

La supresión formal de esta práctica sucedió cuando el obispo, el deán y los miembros del cabildo eclesiástico en concordancia con el cabildo municipal convinieron, el 30 de octubre de 1820, trasladar los cadáveres "de los ahogados, de los que mueren de heridas, y de otros accidentes repentinos, al Deposito llamado Santa Cristina del Hospital de San Pedro, para que despues de inspeccionados por el Cirujano de la Carcel sean sepultados en el Campo Santo".[15] El edicto obedeció a la petición general de la población que habitaba en las zonas donde esta práctica era frecuente.

> Los vecinos de estas inmediaciones que suscribimos este hacemos presente en obsequio a la salubridad publica, que la exposición de cadaveres, que con tanta frecuencia, se cituan en el portal es mucho perjuicio, en razon de la corrupcion de ellos de efecto pestilencial que producen, y la desnudez con que los presentan por lo que venimos a suplicar a vuestra señoria ilustrisima se sirva determinar, que en lo adelante se destine al lugar en que se darán sepultura sin permitir se detengan en el cuarto del deposito, ni menos se manifiesten al Publico por las razones que a vuestra señoria ilustrisima exponemos.[16]

La presión ejercida por la inconformidad de los habitantes de la urbe influyó para que el estamento clerical apoyara la medida de que ciertos cadáveres humanos pasaran al Hospital de San Pedro, a fin de que fueran útiles para la observación anatómica, en favor del aprendizaje médico y la impartición de justicia.

[14] AHMP, Expedientes de sanidad, vol. 79, f. 33 vta., 1820.
[15] *Ibid.*, f. 36.
[16] *Ibid.*, f. 33.

2.3 Consolidación de la milicia y problemas de la clase clerical ante las dificultades económicas de Puebla

Tras la proclamación de Agustín de Iturbide como emperador, la diputación provincial de Puebla quedó integrada por sacerdotes, abogados y militares. La política del emperador hacia Puebla no fue más allá de cumplir las promesas de dar prerrogativas a quienes habían apoyado el Plan de Iguala (la más importante de ellas fue el establecimiento de barreras arancelarias que pusieron, a quienes apoyaron el Plan de Iguala, en el camino de reconstruir pacíficamente el sector manufacturero). La estrategia trajo consigo un problema social: la inconformidad de algunos sectores —especialmente de los artesanos—, quienes al sentirse excluidos de los beneficios de la Independencia se rebelaron al grado de hacer temer a las élites por su seguridad y la de sus bienes, lo cual propició la formación de un regimiento de milicianos.[17] A pesar de los esfuerzos del emperador por cumplir los compromisos pactados en 1823, los grupos de poder y una parte importante de la sociedad se declararon por el federalismo, debido al temor de tener que responder al yugo de las cargas impositivas y de préstamos forzosos con los que amenazaba Iturbide.

Instaurado el federalismo en la República, el general Manuel Gómez Pedraza, gobernador de Puebla, convocó a jurar el Acta Constitutiva y a celebrar las elecciones de la legislatura estatal. El Congreso se instaló el 19 de marzo de 1825. Algunos de los primeros problemas que éste atendió, debido a su carácter urgente, fueron: establecer el orden social en el Estado (milicia, policía, etc.) y organizar la hacienda pública (contribución directa, rentas, cuotas federales, etc.). Mostrando con ello dos asuntos cuya estabilidad resultaba indispensable ante los ojos de los gobernantes, a saber, las finanzas y la seguridad social.

Aunque hubo esfuerzos para sanear la hacienda pública, la mala situación económica del gobierno poblano no lo permitió (y no se resolvió

[17] La élite poblana alcanzó un predominio social a partir de las guerras de Independencia. Estaba integrada por tres grupos: la élite angelopolitana compuesta por los grandes comerciantes y hacendados como las familias Haro, Olaguíbel, Ovando, Furlong, Díez y Calderón; los grandes comerciantes de Veracruz, como los Mujica, Antuñano, Couto y Elías; y la élite provincial, entre la que se encontraban los Tamayo de Tepeaca y Lobato de San Juan de los Llanos. Tecuanhuey Sandoval, Alicia, "Puebla durante la invasión norteamericana", en Vázquez, Josefina Zoraida (coord.), *México al tiempo de su guerra con Estados Unidos (1846-1848)*, México, Fondo de Cultura Económica (FCE), COLMEX, Secretaría de Relaciones Exteriores, 1997, pp. 382-385.

a lo largo del periodo que se estudia). Sobre el particular, Tenenbaum argumenta que la crisis económica de todo México a lo largo del siglo XIX se debió a que, entre 1821 y 1834, las élites se negaron a pagar mayores impuestos a los pactados durante el periodo de Iturbide, a los insuficientes ingresos estatales para cubrir considerables gastos militares, y a la insistencia del gobierno en señalar que los gastos eran el problema y no la falta de ingresos.[18]

La crisis económica empeoró en Puebla en 1826, cuando los ingresos del gobierno local se redujeron debido a que la administración federal eximió de pagar impuestos a quienes comerciaban con lino, lana y seda importados, lo cual dañó la producción y el recaudo doméstico. De tal forma, los ingresos fiscales aduanales quedaron circunscritos, por lo que, no obstante el beneficio para el ingreso federal, el estatal era proporcionalmente menor.[19] A los comerciantes no les fue mejor, ya que, a pesar de haber sido favorecidos con muchas prohibiciones a la importación, el haberse levantado la prohibición de los tejidos de algodón les perjudicó, por ser el elemento más importante del ramo textil.

El contexto bélico que había favorecido el fortalecimiento del ejército a costa del debilitamiento de la Iglesia desde la época de los Borbones, tuvo aún un fuerte impacto en las primeras décadas del siglo XIX, en las cuales "el clero pasó por fuertes dificultades expresadas en la disminución de sus miembros y los problemas para mantener sus curatos establemente".[20] El hecho se debía a que, aún después de las guerras de Independencia, los levantamientos civiles continuaron,[21] y en dicho contexto las fuerzas militares llegaban a ocupar e incluso a destruir parcialmente edificios anteriormente utilizados para el culto, además, a la larga, "la enseñanza de la práctica bélica desembocó en la supresión de la

[18] Tenenbaum, Barbara A., "Sistema tributario y tiranía: las finanzas públicas durante el régimen de Iturbide" en Jáuregui Luis y José Antonio Serrano Ortega (coords.), *Las finanzas públicas en los siglos XVIII y XIX*, Lecturas de historia económica mexicana, México, Conacyt, 1998, pp. 221-224.

[19] Cfr. Thomson, Guy P. C., *Puebla de los Ángeles. Industria y sociedad de una ciudad mexicana. 1700-1850, op. cit.*, pp. 288-290.

[20] Cervantes Bello, Francisco Javier, "Estado bélico, Iglesia y mundo urbano en Puebla, 1780-1856", en Tecuanhuey Sandoval, Alicia (coord.), *Clérigos, políticos y política. Las relaciones Iglesia y Estado en Puebla, siglos XIX y XX*, BUAP, ICSYH, Puebla, 2002, p. 93.

[21] Sufrió sitio "del 3 al 10 de julio de 1824 por los generales Mariano Arista y Gabriel Durán quienes sitiaron la ciudad, defendida por el gobernador Patricio Furlong y don Guadalupe Victoria". Tirado Villegas, Gloria, *op. cit.*, p. 20.

obligatoriedad del pago del diezmo".[22] Mientras el clero veía disminuido su poder político en las postrimerías de la Colonia y los primeros años del México independiente, la fuerza militar ganaba solidez mediante la transformación de los cuerpos de urbanos y rurales en milicias nacionales.[23] El fortalecimiento de la milicia significó una precaución ante la amenaza que las potencias extranjeras representaban para la reciente obtención de la Independencia, por ello se concibió que la consolidación de la Independencia y, posteriormente, el triunfo del liberalismo, iban de la mano con el fortalecimiento militar que, además de la legislación oportuna para su formación, tuvo necesidad de recursos económicos para sus armas, uniformes y soldados.[24]

El proceso hacia la formación de una milicia cívica no se concretó en Puebla, sino hasta 1823,[25] debido principalmente a las dificultades para disolver y desarmar a los cuerpos urbanos, y a que la élite de la sociedad poblana se resistía al principio igualitario implícito en la integración de los cuerpos de la milicia nacional.[26] Posteriormente, el proceso del crecimiento de la milicia cívica en Puebla se fortaleció gracias al impulso propiciado, a partir de 1824, por el gobernador Gómez Pedraza, quien sostuvo la idea de que en el cuerpo militar "estaba reunido el espíritu republicano e independentista de los americanos".[27] La generalización de dicha visión liberal al respecto de la milicia cívica, así como la aprobación de elecciones de carácter indirecto por medio del congreso para el

[22] Cervantes Bello, Francisco Javier, *op. cit.*, p. 93.

[23] El tránsito a la formación de una milicia nacional fue posible, en parte, por el restablecimiento de la constitución gaditana en 1820. Cfr. Tecuanhuey Sandoval, Alicia, "Milicia Cívica en Puebla, 1823-1834", Úlúa 7. *Revista de Historia, Sociedad y Cultura*, enero-junio, 2006.

[24] Uno de los ingresos más importantes para la manutención de la milicia fueron los donativos, y en ese sentido cabe destacar que algunos periódicos de corte liberal promovieron las "subscripciones patrióticas" a modo de sistema recaudatorio en favor de la milicia. Cfr. Chust Calero, Manuel "Construir y difundir. La prensa en la formación del estado nacional mexicano, 1821-1835", en *Caravelle*, núm.68, 1997, p. 23.

[25] Mediante un decreto, adicional al reglamento de la milicia cívica del Congreso general, fechado el 9 de julio de 1823, el ayuntamiento de Puebla comenzó a apoyar la formación de la milicia cívica. Tecuanhuey Sandoval, Alicia, "Milicia Cívica en Puebla, 1823-1834", *op. cit.*, pp. 107 y 108.

[26] *Ibid.*, p. 103.

[27] *Ibid.*, p. 109.

nombramiento de sus oficiales, favoreció un acercamiento pleno entre militares y gobierno, lo cual "aseguró el control del arma a través del gobernador".[28]

2.4 La relación de los facultativos de ciencias médicas con los estamentos militar y jurídico

Para 1824, aquellos considerados por los legisladores como capaces de aportar sus luces para el progreso social y actuar en favor de la economía del Estado en formación quedaban exentos de alistamiento:

> los regidores actuales, los escribanos con titulo, secretarios de ayuntamientos, los administradores de rentas nacionales, mayordomos de fondos municipales, de comunidades eclesiásticas, síndicos de mendicantes religiosos, los dueños arrendatarios, mayordomos de haciendas y ranchos, los médicos, cirujanos y boticarios, maestros de escuela y gramática, los empleados en las rentas de correos, los que tuvieren padre é hijo en el actual servicio. Los hijos únicos de viuda, padre sexagenario, el mozo huérfano que tenga á su cargo menores, si unos y otros mantienen á los padres y hermanos, los estudiantes matriculados en algún colegio, seminario ó cursantes en cosa aprobada de estudio respecto de la Academia de esta ciudad [artes], seguirán observándose las excepciones hasta aqui sus alumnos.[29]

La inclusión de médicos y cirujanos en la lista muestra que no se podía prescindir de ellos en la sociedad poblana. Pero esto no significa que estuvieran libres de todo servicio a la milicia, los facultativos médico o cirujano desempeñaban una función importante a la hora de reclutar milicianos, ya que ellos determinaban quiénes estaban capacitados físicamente para prestar sus servicios, además entregaban los informes al gobernador de la entidad, para que sus salarios o haberes diarios fueran cubiertos por el erario municipal. Las prevenciones para la conducción y admisión de los reclutas lo muestran así:

[28] *Ibid.*, p. 112.

[29] *El Caduceo de Puebla*, núm. 77, t. III, p. 329, jueves 16 de diciembre de 1824. H. Congreso del Estado libre y soberano de Puebla, sesión del 26 de noviembre de 1824, México. BPP, t. 32544.

> 1° Todo recluta es acreedor á su haber integro de soldado desde el dia en que fuere alistado y acuartelado en el lugar de su residencia: pero solamente se les socorrerá con un real diario desde el dia de su alistamiento hasta aquel en que se verifique el reconocimiento de su aptitud y admision al servicio por la autoridad militar.- 2° Los socorros ministrados á los reclutas que fueren desechados del servicio por el facultativo á causa de defectos ó enfermedades ocultas, los sufrirá el erario, pero los que se les ministre á hombres notoriamente mal dispuestos por edad ó enfermedad, talla ó mala conformación, los pagará la autoridad que los haya alistado; para lo cual el Comandante general devolverá los desechados al Gobernador de Estado con las notas de los motivos por que los desechan, con especificacion por el facultativo de las imperfecciones notorias y de las susceptibles de equivocación [...] Dios y libertad. Mejico 7 de Septiembre de 1824. [...] Dado en Puebla á 22 de Septiembre de 1824.[30]

Al escenario urbano de lo militar se sumaba, paradójicamente, el de una marcada inseguridad social,[31] que hacía frecuente observar y conocer de heridos que, habiendo requerido atención médica inmediata, no la habían tenido. La circunstancia, que no pasaba inadvertida por las autoridades municipales, presentaba un problema jurídico que fue señalado en la sesión de cabildo municipal, en mayo de 1824, por el síndico primero del ayuntamiento, quien dijo que

> los heridos no se llevaban puntualmente al Hospital para su pronta curacion como estaba acordado sino que se detenian en el Oficio de semana hasta tomarles la declaracion siendo esto causa de que muchos fallecieran

[30] *El Caduceo de Puebla*, núm. 1, t. III, p. 4, viernes 1° de octubre de 1824. H. Congreso del Estado libre y soberano de Puebla, sesión del 24 de septiembre de 1824, México. BPP, t. 32544.

[31] De allí que, en agosto de 1822, se restableciera la partida de serenos de la ciudad, conformada en sus inicios por 1 guarda mayor, 2 cabos y 25 hombres que eran pagados con las contribuciones de los dueños de las tocinerías, velerías, panaderías, pulperías, vinaterías, confiturías, lencerías y fondas, que pagaban 2 reales semanarios. AHMP, Leyes y decretos, vol. 2, f. 101, bando emitido el 23 de agosto de 1822; y también los diversos bandos emitidos para mejorar la seguridad pública algunos de los cuales se encuentran en AHMP, Leyes y decretos, vol. 2, ff. 27, 58-59,106, 107; vol. 3, ff. 80-81, años 1820-1825.

sin ese auxilio y se acordó se recuerde a los Señores Alcaldes la contestacion de los Oficios que sobre el particular seles presentaron desde 21 de abril último.[32]

Los casos anteriores (milicia y policía) permiten observar la necesidad que tuvieron distintos cuerpos de facultados por el Estado de establecer una relación con los facultativos del área médica; sin embargo, el fenómeno también dio origen a animosidades entre los miembros del estamento médico y personas pertenecientes a campos externos al de la medicina, ya que sus actividades podían verse afectadas, y en ocasiones hasta condicionadas, por el ejercicio de médicos y cirujanos.

Dos de los argumentos comúnmente utilizados para criticar la labor de los facultativos del área médica (en general) y la falta de rigor en las leyes que regulaban su ejercicio eran: la rapidez con que los médicos consultaban a los enfermos, siendo la salud un asunto tan importante; y la escasa o nula responsabilidad que se les imputaba en los decesos de sus pacientes, por lo cual se comparaba su ejercicio con el de los abogados, quienes realizaban estudios meticulosos y con tiempo sobre las leyes, así como de los casos particulares que les concernían; y cuyo temor al fiscal y al tribunal aseguraba un compromiso responsable con su cliente. En el *Caduceo* tal crítica se observa con lo que expresa un diputado en sesión:

> ... ¡Ah! Las habilitaciones de los médicos deberian ser como las de los confesores, graduales, por seis meses, un año, dos años &. Hasta poderseles dar generales por el tiempo de la voluntad del Gobierno "Enmudecí, y exclamé en mi interior: ¡Admirable pensamiento! ¡produccion sapientísima, y único remedio que pueda reformar abusos, alejar riesgos y consolar á la humanidad adolorida! [...] ¿no resultaría a nuestro Honorabilisimo Congreso de Puebla, si llegase á sancionar semejante ley, y á difundir por toda la Federacion un antídoto que se ha estado deseando en el universo desde Adan acá? [...] El abogado pide tiempo para ver el proceso y deliberar, baja sus libros, registra leyes, va á sus comentarios, compara las doctrinas, consulta, y luego falla, dictamina ó forma su alegato [...] pero el médico no hace mas que pulsar, informarse por brevisimos instantes, pedir el papel, tomar la pluma y fallar *ex trípode*. ¿Sobre que? Sobre la causa y el interes mas momentoso

[32] AHMP, Actas de cabildo, vol. 93, f. 626 vta.

del mundo, sobre la vida de todo hombre, sobre un destino acaso irreparable. Y cuando el abogado teme al de la parte contraria, teme al fiscal y al tribunal de primera, segunda ó última instancia, y queda expuesto á una reprension, á una suspension ó á mayores resultas, el médico nada teme en lo humano, puede atestar de cadáveres los sepulcros, y pasearse triunfante por las calles, sin mas apelacion que el juez de vivos y muertos.[33]

2.5 *Academia Medico-Chirurgica*

La situación social, las ideas sobre la salud y enfermedad presentes en el ambiente médico-académico poblano, en conjunto con los problemas de índole sanitaria que existían en esta entidad, favorecieron que una vez alcanzada la Independencia se llevara a cabo la formación de "juntas ilustradas" dedicadas al ámbito de la salud. Éstas consistían en grupos integrados por médicos y cirujanos que se reunían para ampliar sus conocimientos sobre la ciencia médica (basados en el desarrollo de la medicina francesa a partir de la Ilustración), proponer ideas y discutir propuestas y acciones que sirvieran al desarrollo de su actividad en el Estado de Puebla.

Hasta donde se ha podido conocer, la primera academia médica poblana en la Colonia fue la "Academia de Medicina, Anatomía y Farmácia", que se instaló en 1802 en el Real Hospital General de San Pedro y a la cual asistían "los mismos Profesores de estas facultades , [...] zelosos de los mayores adelantamientos á beneficio de la salud pública".[34]

Se trata de un periodo en el que los médicos, los cirujanos y los farmaceutas que trabajaban en la ciudad de Puebla, certificados por las instituciones españolas, se reunían para tratar de dar respuesta a ciertos casos clínicos, realizar disecciones y observaciones cadavéricas, teorizar, reunir datos, hacer informes, etc., que son las bases para el adelanto de la atención médica.[35]

[33] *El Caduceo*, núm. 27, t. VI, pp. 123 y 124, miércoles 27 de julio de 1825, México. BPP, t. 32547.
[34] HNDM, *Gazeta de Mexico*, sábado 13 de marzo de 1802, Puebla, editada por Manuel Antonio Valdés y Murguít, XI, núm. 4, p. 25.
[35] Cfr. *Loc. cit.*

En 1820, se concedió a la Junta de Sanidad la atribución de establecer una academia médico-práctica, quirúrgica, químico-farmacéutica y botánica. La propuesta, en opinión de Huerta Jaramillo

> puede muy bien ser interpretada como la trasposición del modelo francés [...] El propósito era crear una nueva medicina anatomoclínica mediante una reorganización que consiguiera terminar con la separación entre médicos y cirujanos, imponer una enseñanza de carácter fundamentalmente práctico y convertir los hospitales en los centros de la vida médica.[36]

A pesar de que el ambiente académico —reflejado en la fundación de las juntas ilustradas— indica un desarrollo de las disciplinas médicas y cierta relación entre los facultativos de distintas áreas de la salud, las diferencias de estatus entre ellos se mantenían; así lo atestigua el reglamento elaborado en 1820 por la Junta de Sanidad, según el cual "los males más desastrosos y trascendentales perjuicios"[37] que aquejan a la salud pública sobrevienen de los abusos en los que recaen estos mismos profesionistas, debido a esta circunstancia, la Junta luchó por prohibir a los facultativos las actividades que no "les aseguren sus diplomas",[38] lo cual, más las puniciones que se imponían ante los casos de transgresión profesional, permite ver la imagen favorable del médico con respecto a la del cirujano (y del farmacéutico).

La atención de enfermos y la prescripción de medicamentos estaba restringida para los cirujanos, quienes sólo podían encargarse de las enfermedades llamadas externas, por ello, los boticarios recibían una lista de los profesores de cirugía "para que no se les despache medicina que no sea correspondiente a su facultad";[39] aun comprendiéndose que, en ocasiones, el cirujano encaraba casos en los que "deben socorrerse medicamente [con medicina interna] los enfermos",[40] en tales situaciones eran los socios facultativos de la Junta de Sanidad quienes determinaban hasta dónde podía extenderse la labor del cirujano.

[36] Huerta Jaramillo, Ana María Dolores, "La cirugía y sus instrumentos en el Real Hospital de San Pedro de Puebla 1796-1826", *op. cit.*, p. 63.

[37] AHMP, Expedientes de sanidad, vol. 79, f. 43, 1820.

[38] *Loc. cit.*

[39] *Ibid.*, f. 52.

[40] *Loc. cit.*

Los únicos cirujanos a quienes se les permitía atender enfermedades esenciales internas y sintomáticas externas eran los egresados de los colegios de Barcelona, Madrid y Cádiz, por considerarse que estos establecimientos eran los únicos en que se les enseñaba completamente la cirugía médica;[41] a excepción de éstos, todos los demás "Cirujanos que se entrometiesen en la curacion de enfermedades que precisamente pertenecen a la Medicina se les exigirá la multa de veinte y cinco pesos por primera vez por la segunda cincuenta y por tercera ciento".[42]

La opinión de la Junta de Sanidad sobre la enseñanza de la cirugía en Puebla muestra una incapacidad de las instituciones estatales para resolver problemas médicos y sanitarios en el tránsito de la Colonia al Estado.[43] Para el año de 1824 la Constitución Federal de los Estados Unidos Mexicanos señalaba la facultad que los estados tenían para ocuparse, en sus territorios, de las acciones que en materia de educación y atención sanitaria (entre muchas otras) consideraran necesarias,[44] la concesión jurídica —que permitía la autorregulación del Estado en favor del cuidado de la salud pública y de establecimientos para la instrucción médica— enfrentó en sus inicios diversos problemas que tuvieron que ser resueltos, uno de ellos fue la aplicación de exámenes y expedición de títulos para quienes aspiraban a ser cirujanos.

[41] *Ibid.*, f. 52 vta.

[42] *Ibid.*, ff. 52, 77 y 77 vta.

[43] Así sucedía también en la ciudad de México, de allí que en 1822, el diputado y cirujano José Miguel Muñoz presentó a la comisión de instrucción pública y al Congreso Constituyente del Imperio Mexicano una serie de propuestas para reformar el estudio de la medicina en su ejercicio público y en su magistratura, con el fin de reunir en una sola profesión las carreras de medicina, cirugía y botánica, y así mejorar la calidad profesional del estamento médico; sufriendo su propuesta el rechazo de varios diputados (Jove, Febles, Guerra y Sierra, entre otros); no obstante, su trabajo se imprimió en 1823, con el nombre de Memoria histórica en la que se refiere el origen, progreso y estado de brillantez actual de la ciencia del hombre físico entre los extranjeros y el empirismo con que se ejerce entre nosotros por falta de colegios especiales donde se estudia teórica y prácticamente. Miguel Muñoz, José, *Memoria histórica en la que se refiere el origen, progreso y estado de brillantez actual de la ciencia del hombre físico entre los extranjeros y el empirismo con que se ejerce entre nosotros por falta de colegios especiales donde se estudia teórica y prácticamente*, México, Imprenta a cargo de Martín Rivera, Bajos de San Agustín, núm. 3, 1823; Cordero Galindo, Ernesto, *Vida y obra del doctor Miguel Muñoz*, México, UNAM, Departamento de Historia y Filosofía de la Medicina, Archivalía Médica núm. 6, 2003, 138 pp.

[44] El artículo 161 de la Constitución Federal de 1824 concede a los estados la facultad de organizar por sí mismos su gobierno y administración interior, siempre y cuando las acciones que se lleven a cabo para tal propósito no vayan en contra de lo que la Constitución Federal dicta.

Cuando, en noviembre de 1824, Manuel Arriaga presentó su solicitud para ser examinado como cirujano, el primer paso de los diputados del Congreso fue solicitar al gobernador que pidiera un "informe al delegado del protomedicato en esta ciudad, sobre las facultades que tenga en órden á examenes de medicina y cirugia; y asimismo sobre el modo en que aqui se han verificado",[45] debido a la falta de respuesta volvió a pedir el Congreso "que [el gobernador] se informara 'sobre las facultades que haya tenido el C. Mariano Anzures como protomédico en esta ciudad en órden á examenes de medicina y cirugia, y acerca del modo con que aqui se han verificado".[46] Debido a la impericia de Anzures, quien hasta febrero del siguiente año sólo respondió deslindándose de la responsabilidad, el Protomedicato fue considerado ineficiente.

Los congresistas, tras una serie de discusiones en las que unos estaban en favor de mantener lo dispuesto por las leyes de Castilla en cuanto a los exámenes de medicina y cirugía, mientras otros sugerían procedimientos nuevos, emitieron una resolución "extensiva á cuantos soliciten su examen, mientras se da una ley general en la materia",[47] la cual fue la siguiente:

> 1° No habiendose arreglado los examenes de medicina y cirugia por una disposicion general, los ciudadanos Pablo Sierra y Manuel Arriaga serán examinados en el modo y forma que para solo este caso se prescribe en los articulos siguientes:
> 2° Se nombrarán por el Gobernador dos profesores de medicina y tres de cirugía, de los mas acreditados por su providad é instruccion.
> 3° Presidirá el examen el profesor que designe el Gobernador de los cinco nombrados.
> 4° La junta de sinodales nombrará un individuo de su seno para que en clase de fiscal examine los documentos que deban presentar los interesados, y cuyo dictamen deberá oir aquella, para admitirlos ó no á examen...[48]

[45] *El Caduceo de Puebla*, núm. 80, t. III, p. 403, domingo 19 de diciembre de 1824, H. Congreso del Estado libre y soberano de Puebla, finaliza la sesión del 29 de noviembre de 1824, México. BPP, t. 32544.
[46] *El Caduceo de Puebla*, núm. 88, t. III, p. 445, lunes 27 de diciembre de 1824. H. Congreso del Estado libre y soberano de Puebla, finaliza la sesión del 14 de diciembre de 1824, México. BPP, t. 32544.
[47] *El Caduceo*, núm. 56, t. IV, p. 275, viernes 25 de febrero de 1825. H. Congreso del Estado libre y soberano de Puebla, finaliza la sesión del dia 7 de febrero de 1825, México. BPP, t. 32545.
[48] *El Caduceo*, núm. 55, t. IV, p. 272, jueves 24 de febrero de 1825. H. Congreso del Estado libre y soberano de Puebla, sesión del dia 7 de febrero de 1825, México. BPP, t. 32545.

5° Los pretendidos sufrirán dos examenes, con arreglo á la práctica que se ha observado.
6° Por lo que toca á los derechos pagarán lo que haya sido costumbre exigir aqui, y se distribuirán con igualdad entre los sinodales deduciéndose los que correspondan al escribano que autorice el acto.
7° Si fueren aprobados, el gobierno, en vista del testimonio que acredite la aprobacion, les expedirá el titulo correspondiente para que ejerzan su profesion en el Estado.[49]

Es decir, que para los casos de quienes (entre 1824 y 1826) aspiraron a examinarse como cirujanos en Puebla: Manuel Arriaga, Pablo Sierra, Manuel Sayas, Vicente Naveda y José Mariano Serrano,[50] las condiciones de su examen en cuanto a la disposición de los examinadores (presidente, fiscal, secretario, sinodales, escribiente) y la expedición del título quedaron en manos del gobernador; pero en cuanto al contenido y forma de los exámenes se seguirían los lineamientos establecidos en la Colonia; añadiendo el juramento de un sujeto social que se asimilaba al cambio político:

¿Juráis a Dios y a la señal de la Santa Cruz de defender la Religión Católica Apostólica Romana y oponerse a la tolerancia de otras: defender igualmente el Misterio de la Inmaculada Concepción de la Virgen María, sostener y proteger nuestra Independencia tanto del dominio español, como de cualquier otro, observar la Constitución general de la Nación Mexicana, la particular de este Estado, las Leyes de su Honorable Congreso y las del Soberano Central, manejarse bien, fiel y legalmente en el ejercicio de Cirujano que va a ejercer y hacer caridad a los pobres? Pues si así lo hiciere Dios os ayude ó si no os lo demande.[51]

El estado deficiente para la enseñanza y ejercicio de las ciencias médicas —en particular de la cirugía— que en 1820 había llevado a la Junta de Sanidad a proponer el establecimiento de una academia que involucraba a la medicina, cirugía, farmacia y botánica, así como algunos de

[49] *El Caduceo*, núm. 56, t. IV, p. 273, viernes 25 de febrero de 1825. H. Congreso del Estado libre y soberano de Puebla, finaliza la sesión del dia 7 de febrero de 1825, México. BPP, t. 32545.
[50] AHMP, Expedientes de sanidad, vol. 69, ff. 91-144.
[51] *Ibid.*, ff. 107 vta., 109 vta., 119 y 144.

los eventos anteriormente citados, pueden interpretarse como las causas principales para que, el jueves primero de abril de 1824,[52] producto de una iniciativa privada, surgiera un grupo de médicos y cirujanos que comenzaron a reunirse en el Hospital General de San Pedro.[53] Una de las primeras acciones del grupo fue establecer una organización de socios que, en sus primeros momentos, quedó integrada por cuatro médicos: profesor de medicina, presbítero Juan del Castillo (presidente y tesorero), profesor de medicina y licenciado Antonio Naveda (vicepresidente), profesor de medicina José María Zepeda (censor), profesor de medicina José Antonio Campos (secretario); y dos cirujanos, José Alejandro Martínez (prosecretario) y José Luis Rodríguez (colector).[54]

En la segunda sesión, celebrada el 3 de abril, el secretario José Antonio Campos pronunció un discurso que, se considera, proporcionó el fundamento a los primeros artículos de los estatutos que rigieron a la academia; se trata de una síntesis (como el autor lo señala) del pensamiento de la mayoría de los facultativos en cuanto a la finalidad y propósitos compartidos en las reuniones, es un documento formal que comienza por presentar a la corporación con un nombre que expresa su fin primordial y la identifica. Así lo expresó Campos: "El titulo que seha pensado dar á la Academia es el de Medico-Chirurgica: luego su objeto deberá ser la reunión de una y otra Profesion, y de sus auxiliares";[55] es decir, emulando la convicción europea, se empeñaría en unir dos profesiones hasta entonces separadas en la práctica —tanto en la Nueva España como en la joven nación mexicana— la medicina y la cirugía.

El objetivo inmediato de la academia fue "la formación de un cuerpo de doctrina [...] por el que puedan aprenderse ambas Facultades de un modo simultaneo, y en que se procure hermanar lo mas facil, lo mas util y lo mas conciso",[56] pues "¿que medio mas propio para satisfacer este objeto que la formacion de una obra, de un cuerpo de doctrina?";[57] el concep-

[52] Cfr. *Academia Medico-Chirurgica, Academia Libro 1° de Actas. Libro de la Academia Medico-Chirurgica del Estado libre y soberano de la Puebla de los Angeles.* Año de 1824. BHJML, Fondo Antiguo, Escuela de Medicina del Estado de Puebla, caja 38, secc. 2, exp. 7, f. 3 vta.

[53] *Ibid.*, ff. 13-15. Las sesiones se realizaban a "las cinco de la tarde [...] en el Anfiteatro del Hospital General de San Pedro". Ibid., f. 27 vta.

[54] *Ibid.*, f. 3.

[55] *Ibid.*, f. 5 vta.

[56] *Loc. cit.*

[57] *Loc. cit.*

to "cuerpo de doctrina" ha de entenderse como un conjunto bibliográfico que sirviera para el aumento, perfección y posesión de los conocimientos en las áreas médicas, útil a quienes quisieran suceder en su profesión a aquellos hombres. Con esta obra se buscaba evitar la confusión en que se vivía por observar "tanta variedad de sistemas, de opiniones, de pareceres sobre el trato de las enfermedades".[58]

Debido a la inexperiencia en la creación de establecimientos de esta naturaleza, durante aquella segunda sesión, comenzaron a leerse los Estatutos de la Academia Médico-Práctica de Barcelona,[59] instrumento propicio y disponible, del que se copiaron (no obstante el intento de apartarse de lo español) las clases de socios y el número de los mismos que habría en cada clase. La Academia, tal como lo expresaron varios miembros, evitaba adherirse al servil sistema hasta entonces conocido. En voz del secretario leemos: "ni las luces de los Socios, ni las circunstancias en que se halla esta Corporacion respecto de aquella, permitian seguir en un todo observando la legislación Catalana, y que ademas teniamos otras instituciones que imitar de preferencia por mas análogas".[60]

Otro de los objetos de la naciente institución fue la conjunción y revisión de las diversas opiniones en los temas correspondientes a las ciencias médicas (anatomía, fisiología y patología) que tenían lugar en distintas naciones, principalmente en Francia. Debido a que los socios concordaron en que ésta y el resto de las labores propuestas demandaban bastante tiempo y dedicación, consideraron necesaria la formación de comisiones.

> Este modo de trabajar [en comisiones para las labores académicas] nos es muy util, por que nos exige el estudio en reunion; por eso es solo propio de una Academia, y por lo mismo se hacen estas indispensables en todas partes. Yo ofenderia vuestra literatura y respeto si intentase demostrar esta verdad: permitidme solamente decir para desahogar mi imaginacion, que es imposible que el estudio y la practica de un hombre solo, por gigantesco que sea su talento baste para hacerlo buen Medico.[61]

[58] *Loc. cit.*
[59] *Ibid.*, f. 10.
[60] *Ibid.*, f. 9.
[61] *Ibid.*, f. 6.

Conforme a lo expuesto puede hablarse de una unión entre los facultativos para lograr el éxito de su propósito, lo cual se constata desde la integración de la Academia, cuando su presidente pidió se le excusara de servir al puesto con que la corporación lo había honrado "por motivos que no le era permitido expresar",[62] siendo la respuesta de los socios que si él renunciaba, todos lo harían "resultando de esto nulo y sin frutos cuanto se habia trabajado hasta entonces",[63] por lo que el presidente se retrajo y anunció que la Academia quedaba instalada.[64] Por otro lado, puede juzgarse que dicha unidad entre los socios no fue tan estable, ya que, conforme avanzó el tiempo, se desarrollaron algunas rivalidades entre ellos, por ejemplo por la obtención de cátedras. Con el fin de zanjar estas desavenencias, el secretario Campos opinó, el 5 de febrero de 1825: "Siendo tan necesario extinguir laRivalidad Medica y Chirurgica, y para el efecto quisiera se nombrara para la comision de Clinica tambien Cirujanos".[65]

Con miras al fortalecimiento del joven organismo, los miembros se planteaban saltar del ámbito privado al público, porque de ese modo se vería fortalecida la Academia, tanto en reconocimiento social como en apoyo gubernamental. Bajo este entendido, el socio presidente llamó a considerarse que "la Academia debe mirarse bajo dos aspectos, primero como pribada, y cuya existencia es dudosa, segundo como publica, autorisada y permanente",[66] por lo cual todos consideraron necesario "que la Academia estuviera en obligacion de siempre proponer al Gobierno los medios de salubridad en las oportunidades"[67] que se les presentaran, esto como el camino para alcanzar el estatus de una institución pública.

[62] *Ibid.*, ff. 4 y 4 vta.

[63] *Ibid.*, f. 4 vta.

[64] Otros eventos que tuvieron lugar en la Academia y dan lugar a pensar en la cohesión y solidaridad entre los miembros fueron, por ejemplo, la proposición de "formar un montepío ábeneficio delas Familias delos Profesores de Medicina, Cirujia y Farmacia que quedaron en indigencia". Academia Medico-Chirurgica, *Libro 2° de Actas dela Academia Medicoquirurgica dela Puebla delos Angeles, para los años de 1825*. BHJML, Fondo de la Colección de la Escuela de Medicina del Estado de Puebla, Adquisiciones, Adquisición 1, Escuela de Medicina, vol. 36, f. 35 vta.; y una recaudación monetaria en favor del socio Raudón, a causa del fallecimiento de su esposa. *Ibid.*, ff. 72 vta. y 73.

[65] *Ibid.*, ff. 7, 7 vta.

[66] *Libro 1° de Actas. Libro de la Academia Medico-Chirurgica del Estado libre y soberano de la Puebla de los Angeles. Año de 1824, op. cit.*, f. 8.

[67] *Ibid.*, f. 12.

El sábado 17 de abril los miembros de la Academia optaron porque los estatutos fueran sometidos a revisión por "dos ó tres sabios recidentes de esta Capital",[68] para que revisaran y censuraran el proyecto de manera imparcial y secreta, para que después de hechas las correcciones se pudiera "formar la representacion ó instancia que hade hacerse al Congreso Soberano delEstado para la aprobacion de nuestros planes".[69]

2.5.1 Legitimación de la Academia Medico-Chirurgica de la Puebla de los Ángeles

El Congreso legitimó a la Academia el 27 de diciembre de 1824, el título aprobado, en la sesión del 4 de diciembre, fue Academia Medico-Chirurgica, tal como lo había expresado el secretario Campos ("El titulo que seha pensado dar á la Academia es el de Medico-Chirurgica").[70] El Congreso encomendó a esta institución la creación de un cuerpo de doctrina, la formación de una farmacopea que prefiriera siempre las medicinas indígenas, así como la elaboración de dos informes, uno semanal sobre observaciones clínicas de las enfermedades y otro mensual que era la elaboración de tablas meteorológicas.

El lema que la Academia había elegido *Salus et solatium* (Salud y consuelo) quedó igualmente aprobado por el congreso del siguiente modo:

> Art 6°. [...] Usará de un sello Mayor, dispuesto de este modo: Se presentarán dentro de un obalo simbolizados el consuelo y la salud, sosteniendo ambos este mote: *Salus et solatium*: y en su circunferencia se leerá: Academia medico-chirurgica de la Puebla de los Angeles: Y otro pequeño en que solo se comprenderán el mote y la inscripcion.[71]

Los estatutos de la Academia fueron discutidos y aprobados por el Congreso Constituyente del nuevo estado de Puebla (instalado el 19 de

[68] *Ibid.*, f. 15.
[69] *Loc. cit.*
[70] *Ibid.*, f. 5 vta.
[71] *El Caduceo de Puebla*, núm. 83, t. III, pp. 420 y 421, miércoles 22 de diciembre de 1824. H. Congreso Constituyente del Estado libre y soberano de Puebla, finaliza la sesión del dia 4 de diciembre de 1824, pp. 420 y 421, México. BPP, t. 32544.

marzo de 1824)[72] el 27 de diciembre. Puede pensarse que el fin social de los fundadores de la Academia, al buscar el avance de la ciencia médica con un ánimo ilustrado, estaba apegado a la ideología republicana y federalista, que fue bien aceptada por el poder legislativo.

Las clases de socios con participación activa que componían la Academia se dividieron en: socios de número, "profesores aprobados de medicina y cirugía, que manifiesten genio, inclinación y constancia para llevar los trabajos de la Academia";[73] íntimos, "individuos que posean conocimientos de las ciencias auxiliares de la Medicina";[74] corresponsales, "individuos residentes fuera de la Capital, no solo profesores de Medicina y Cirugía, sino también de las ciencia auxiliares";[75] y agregados, "pasantes de ambas facultades (Medicina y Cirugía), sujetos á los trabajos que la Academia les exija";[76] además, hubo socios protectores y honorarios, invitados por estatus político, económico y social.

La fundación formal de la Academia se celebró el domingo 23 de enero de 1825 mediante una ceremonia y misa realizadas en el convento de Santo Domingo. Durante la ceremonia participaron diversos socios: el fiscal, quien hizo una semblanza de la historia de la Academia; el secretario, quien leyó los estatutos y el catálogo de socios; y el presidente, quien, después de la toma de posesión, concluyó con su discurso el acto inaugural.[77]

Pocos días después de la inauguración, el padre prior del convento de Santo Domingo ofreció a la Academia un espacio dentro del mismo

[72] Congreso del Estado de Puebla, *Relación histórica del H. Congreso del Estado de Puebla,* Comisión especial de apoyo a los festejos del bicentenario de la Independencia y del Centenario de la Revolución, 2009, p. 97. Biblioteca y Archivo del Congreso del Estado de Puebla (BACEP).

[73] *Estatutos de la Academia Medicoquirurgica de la Puebla de los Angeles, aprobados por el Honorable Congreso del Estado,* Imprenta liberal de Moreno Hermanos, Puebla, 1825, p. 5. BHJML, Fondo Antiguo, Escuela de Medicina del Estado de Puebla, caja 24, exp. 27.

[74] *Ibid.*, p. 11.

[75] *Ibid.*, pp. 11 y 12.

[76] *Ibid.*, p. 13.

[77] Las actas de la academia contienen un informe sobre los preparativos de la ceremonia de fundación en junta del 21 de enero "se trató del ceremonial y después de varia consultas se acordó nombrar dos comisiones, una de socios agregados desde la puerta de Santo Domingo hasta la escalera y otra de Socios de número para conducir la asistencia desde el general hasta sus asientos." *Libro 2° de Actas dela Academia Medicoquirurgica dela Puebla delos Angeles, para los años de 1825, op. cit.*, f. 5.

convento para llevar a cabo sus sesiones. Después de la votación favorable de los socios de número se comenzó a sesionar en aquel lugar a partir del 26 de febrero de 1825.[78]

Una de las primeras contribuciones de los socios académicos en favor de la legislación estatal fue hacer notar a los diputados el problema de negar la atención a los detenidos heridos hasta que no hubieran presentado su declaración (problema anteriormente referido), esto fue mediante una recomendación dirigida al diputado José María Oller, en la que se le advertía que la falta de atención a los lesionados en los casos jurídicos se debía a la deficiencia de la regulación castellana aún vigente. Se transcribe un fragmento de lo que el diputado refirió en una sesión legislativa:

> un profesor de medicina de muchos conocimientos, que desea se proscriba la práctica á que se contraen.- "La causa única de la muerte de los heridos, es la evacuacion de sangre que sigue, la que se impide curándose al pronto al desgraciado. En esta virtud ¿como se les demora la curacion con pretesto de que deben declarar? Esta cruel y bárbara conducta observada por rutina del anterior gobierno español, dió lugar á que el dia 17 de junio del presente año muriera un herido en uno de los oficios públicos declarando. El guarda Camacho por declaracion de los facultativos que le curaron sus heridas, no eran de necesidad mortales; pero en la declaracion que precedió á su curacion derramó una espantosa cantidad de sangre, ¿que se deberá entender de este hecho?" -Pidió que estas reflexiones pasaran á una comision, por lo mucho que le interesa la humanidad en que sea abolida esta práctica. Se mandaron pasar á la [comisión] de justicia.[79]

2.5.2 La influencia francesa en el ámbito académico de la medicina en Puebla a partir de la fundación de la Academia Medico-Chirurgica

Huerta Jaramillo ha considerado que la vinculación de las instituciones académicas mexicanas con Francia se debió a que la revolución científica de finales del siglo XVIII fue "compañera esencial de la Revolución

[78] *Ibid.*, f. 5 vta.

[79] *El Caduceo de Puebla*, núm. 84, t. II, 22 de septiembre de 1824. H. Congreso Constituyente del Estado libre y soberano de Puebla, finaliza la sesión del 14 de septiembre de 1824, pp. 370 y 371. BPP, t. 32543

francesa",[80] debido a ello, las ideas científicas y políticas nacidas en Francia influyeron en la Nueva España "en un contexto político científico propiciado en parte desde la metrópoli".[81] Dicho ambiente favoreció el surgimiento de instituciones científicas ajenas a la universidad, así como la inmigración y emigración de científicos al extranjero con objeto de difundir los conocimientos científicos más modernos.

Los textos con mayor prestigio, en este contexto, por sus avances en materia médica y quirúrgica eran, en su mayoría, procedentes de Francia, por lo cual se resaltaría el vínculo que en lo académico se estableció entre las ideas presentes en las instituciones del México independiente y las francesas. Al respecto, afirma Cosmacini que para estudiar la unión de la medicina y la cirugía, en cuanto a los contenidos académicos, es menester estudiar varias obras, entre ellas: *Oeuvres chirurgicales,* de Pierre Joseph Desault, publicadas por su discípulo Xavier Bichat en 1798; *Anatomie générale appliquée à la physiologie et à la médecine*, publicada en 1801 y *Anatomie descriptive*, publicada en 5 tomos, entre 1801 y 1803, ambos libros fueron escritos por el mismo Bichat y gozaron de amplia difusión durante las primeras décadas del siglo XIX; y *Cours théorique et pratique de clinique externe* de Jean Jacques Joseph de Cassius, publicado en dos tomos, en 1803, en opinión de su autor, era de gran utilidad a médicos y cirujanos, por abordar las enfermedades llamadas mixtas, que corresponden a ambas facultades; esta obra sirvió a la elaboración de los primeros planes de estudio franceses de medicina y de cirugía, del siglo XIX.

Otra obra que contribuye a la comprensión de la unión y del ánimo de reformar los planes de estudio de la medicina quirúrgica es *Éléments d'histoire naturalle et de chimie*, de Antoine François Fourcroy, publicada en 1786 y 1789. Cabe mencionar que este médico y químico francés trató de frenar el desorden sanitario producto de la Revolución francesa y propuso la formación de médicos de sanidad, la creación de nuevas instituciones y la elaboración de nuevos planes de estudio;[82] quizá la crisis sanitaria derivada de la guerra de Independencia hizo que los médicos poblanos buscaran soluciones análogas a las pretendidas por Fourcroy.

80 Huerta Jaramillo, Ana María Dolores, *Ciencia y vida académica en Puebla en el siglo XIX, op. cit.*, p. 11.
81 *Loc. cit.*
82 Huerta Jaramillo, Ana María Dolores, "La cirugía y sus instrumentos en el Real Hospital de San Pedro de Puebla 1796-1826", *op. cit.*, p. 62.

Las actas de las sesiones de la Academia, los libros que han quedado de aquel periodo y otras informaciones permiten afirmar que la obra de Fourcroy y las previamente citadas eran conocidas por los socios.

La documentación muestra que en sus inicios la Academia Medico-Chirurgica tenía un número de socios reducido, de manera semejante a la Academie Royal des Sciences de Francia. Poco antes de la fundación formal de la Academia poblana (el 23 de enero de 1825) se recibieron las primeras solicitudes de ingreso, el día 15 de enero la del cirujano Luis Carrillo,[83] el 17 la de los cirujanos Mariano Caballero de Carranza y Pedro Calderón (cabe señalar que Calderón recibió la invitación a formar parte de la Academia con anterioridad, pero la rechazó porque ya asistía a otras reuniones de carácter semejante);[84] Mariano Escalante la presentó el 18 del mismo mes;[85] Manuel Méndez, Juan Raudón, Manuel Sayas y José María Escalante, el día 19;[86] José María de San Martin el 20 de enero;[87] Damián Tort el día 21;[88] las solicitudes de Pablo Sierra y José María Arriaga debieron de ser anteriores a la ceremonia de fundación, pues el día 26 fueron leídos sus memoriales.[89]

Desde sus inicios, el 24 de abril de 1824, en sus lineamientos la Academia había establecido que para que un médico o cirujano fuese admitido como socio de la misma, primero, debía presentar un informe de buenas costumbres, después de ello entregar varios requisitos: una solicitud en la que señalara la calidad de socio con la que aspiraba ingresar (número o agregado), una "memoria, discurso o disertacion Medica [...] para que esta [la Academia] se informe del tamaño de sus conocimientos",[90] el tí-

[83] *Libro 2º de Actas dela Academia Medicoquirurgica dela Puebla delos Angeles para los años de 1825, op. cit.*, f. 1.

[84] La Academia postergó recibir la solicitud de Calderón, "lo seria siempre que el interesado diese ála Academia una satisfaccion por no haber admitido, quando estalo nombro"; parte de lo que expresó Calderón fue: "Reconociendo los grandes beneficio que resultan ála humanidad de este Establecimiento, yla Ilustracion y conocimientos que acarrea sin duda á cada uno delos Individuos, que concurren á asociarse, me presento á Vosotros para suplicarles mehagan la gracia de admitirme enel Numero desus socios [...]". Cfr. *Ibid.*, ff. 2 y 2 vta.

[85] *Ibid.*, ff.2 vta.

[86] *Ibid.*, f. 3 vta.

[87] *Ibid.*, f. 4.

[88] *Ibid.*, f. 5.

[89] *Ibid.*, f. 5 vta.

[90] *Libro 1º de Actas. Libro de Actas de la Academia Medico-Chirurgica del Estado libre de la Puebla de los Angeles. Año de 1824, op. cit.*, f. 9 vta.

tulo que avalaba su profesión y un "donativo en reales, ó en libros para el fondo de la misma".[91]

Sobre la influencia francesa, en cuanto a la unión entre medicina y cirugía en el ámbito académico poblano, destaca un fragmento del discurso pronunciado el día de la inauguración de la Academia Medico-Chirurgica, que habla en tono ilustrado sobre el papel de la razón:

> En el dia tenemos las mejores noticias de Anatomia, de Fisiologia y de Patología, que acaba de comunicar a todo el mundo la sabia Francia: Ustedes lo saben nadie lo duda. Tomemos pues estas obras que andan entre nosotros, tomemos tambien cuantas se pueden ascendiendo hasta Hipócrates, registremoslas todas, pongamos en cotejo las doctrinas, los inventos, los pensamientos, las observaciones y lo que mas convenza nuestra razón desahogándola de todo capricho, y lo que mas confirme la práctica libre de preocupación, eso sea el material de nuestra obra: si porque cuanto repugna a la razon, cuanto no es inteligible para todos esta lejano de la naturaleza. Esto demanda tiempo, es verdad; pero no presenta dificultades: la Academia puede designar este trabajo, bien desempeñándola todo toda, ya nombrando comisiones al efecto.[92]

Una vez organizada y formalizada la Academia, en 1825, los profesores de medicina, cirugía y de las ciencias auxiliares (farmacia, botánica, física, química, etc.) acordaron, en sesión extraordinaria del 16 de marzo, que en adelante cada semana los socios de número expondrían la descripción de una enfermedad (de su elección) sobre la que redactarían una memoria[93] y que dicha exposición sería censurada por un socio previamente designado.

En las sesiones también se leían los oficios que les enviaba el gobierno estatal, uno de los primeros lo envío el gobernador José María Calderón, por medio de él hizo presente

> la proposicion del Honorable Congreso acerca dela necesidad que hay de formar una descripcion exacta delafiebre que padecen los Indigenas del

[91] *Loc. cit.*

[92] *Ibid.*, ff. 5 vta. y 6.

[93] *Libro 2º de Actas dela Academia Medicoquirurgica dela Puebla delos Angeles para los años de 1825, op. cit.*, f. 10 vta.

> Estado, y unplan de curacion claro y sencillo capaz de observarse enlos pueblos, aun quando no haya Medicos, y que al efecto se encomendaba á esta Academia ambos cargos,[94]

para atender el primer asunto se nombró una comisión compuesta por los socios Zepeda, Campos, Rivadeneyra y Pedro Calderón; el 27 de agosto el socio secretario anunció a los miembros el cumplimiento de la orden del gobierno, al expresar: "se presentó por el señor Calderón la Cartilla de Bacuna puesta en limpio, y se acordó llebarla al Señor Gobernador".[95]

En otro oficio del 26 de marzo, "se leyó un comunicado del *Caduceo* en que ecsita á esta corporacion para que analizando el aguardiente Frances se evite Su uso en consequencia desus males y se acordó que ála mayor brevedad y en ovio denuevas preguntas y males ála humanidad, trabajára la comision de higiene";[96] por ello se formó una comisión destinada a reconocer el aguardiente francés, la cual presentó su opinión a la Academia el 8 de mayo, acordándose ese día que se transcribiera esta opinión al gobernador.[97] Debido a la necesidad de presentar pruebas concretas sobre los efectos nocivos del aguardiente, la Academia propuso hacerlo mediante la observación de casos específicos, por esa razón el 10 de mayo comisionó a varios socios para que efectuaran las autopsias de quienes se hubiera determinado habían muerto a causa de la ingesta de la bebida, y realizaran pruebas en animales.[98]

Asimismo, debido al ingreso de nuevos socios siguieron leyéndose en forma continua los principios que regían a la corporación, al igual que los informes, propuestas y trabajos que se recibían.

De tal modo se hizo apremiante elaborar el *corpus* de bibliografía que, además de dar respuesta a lo estipulado, proveyera a los socios y a los futuros estudiantes con los conocimientos que les permitieran una mejor práctica y enseñanza de las disciplinas médicas; para ello, los socios se ocuparon de comenzar a estudiar varias obras. Algunas de las mencionadas en los libros de actas de la Academia, entre 1825 y 1826, son:

[94] *Ibid.*, f. 7 vta.
[95] *Ibid.*, f. 55.
[96] *Ibid.*, f. 11 vta.
[97] *Ibid.*, f. 22 vta.
[98] *Ibid.*, f. 23 vta.

Anatomie Chirurgicale ou description exacte des parties du corps humain avec des remarques útiles aux chirurgiens dans la Practique de leur Art,[99] esta obra fue donada a inicios de 1825 por el socio honorario presbítero Antonio María de la Rosa, con el fin de "manifestar los deseos que tiene porlos adelantos de esta Academia".[100]

Traite D´ Anatomie Descriptive, de Xavier Bichat,[101] por la celebridad de esta obra los facultativos acordaron, el 9 de abril de 1825, "siempre que haya proporcion de un solo exemplar de la Anatomía descriptiva de Bichat se explique por ella en cuyo caso todos oirán y aprenderán sus doctrinas".[102]

Dictionnaire de médecine et des sciences accessoires a la médecine, de Nysten,[103] que comenzó a leerse en febrero de 1826, un mes después, el 18 de marzo, los académicos acordaron que cada martes se leyera al mismo autor y se complementara el estudio con algún tema de cirugía de alguna otra obra.[104]

Dictionnaire abrégé des sciences médicales, de Fleury,[105] también comenzó a estudiarse a mediados de marzo de 1826 "por media hora esacta",[106] antes del término de cada sesión.

Essai sur l´anatomie et les vices de conformation de la moelle epiniere chez l´homme, de Ollivier,[107] el 11 de abril de 1826, el socio Mariano Rivadene-

[99] Palfin, Jean, *Anatomie Chirurgicale ou description exacte des parties du corps humain avec des remarques útiles aux chirurgiens dans la Practique de leur Art*, Paris, Chez la Veuve Cavalier & Fils, rue S. Jacques, aun Lis d´or, 1753.

[100] *Libro 2º de Actas dela Academia Medicoquirurgica dela Puebla delos Angeles para los años de 1825, op. cit.*, f. 9.

[101] Bichat, Xavier, *Traite D´ Anatomie Descriptive*, Paris, Gabon & Compagne, 1823, 624 p. BHJML, Fondo Antiguo, Colección del Colegio del Estado de Puebla. La biblioteca resguarda cuatro ejemplares, Ub. top.: 11050201.

[102] *Libro 2º de Actas dela Academia Medicoquirurgica dela Puebla delos Angeles para los años de 1825, op. cit.*, ff. 15 vta. y 16.

[103] Pierre Hubert, Nysten, *Dictionnaire de Médecine et des sciences accessoires a la médecine, avec l´étymologie de chaque terme; suivi de deux vocabulaires, l´un latin, l´autre grec*, Paris, Chezz J. A. Broson, Libraire, rue Pierre-Sarrazin, no. 9, 1814.

[104] *Libro 2º de Actas dela Academia Medicoquirurgica dela Puebla delos Angeles para los años de 1825, op. cit.*, ff. 96 y 109.

[105] *Dictionnaire [sic] abrégé des sciences médicales*, s.l.: Charles Louis Fleury Panckoucke, Éditeur, 1825.

[106] *Libro 2º de Actas dela Academia Medicoquirurgica dela Puebla delos Angeles para los años de 1825, op. cit.*, f. 108.

[107] Prosper Ollivier, Charles, *Essai sur l´anatomie et les vices de conformation de la moelle epiniere chez l´homme: thèse*, París, De l´Imprimerie de Didot Le Jeune, Imprimeur de la Faculté de Médecine, rue

yra leyó la traducción de la parte que trata sobre la anatomía patológica de la médula espinal.[108]

Recherches et observations sur le phospere, de Lobstein,[109] el socio Leonardo Pérez tradujo y expuso esta obra de marzo a junio de 1826.[110]

Ocupando algunas de las obras anteriormente señaladas, los meses de junio y julio, los facultativos se centraron en estudiar "la parte Anatomica de partos".[111]

El 29 de agosto de 1826 "Se acordo á peticion del Socio Secretario que se lea cualquier autor los Martes para tener algún trabajo literario dichos dias aunque no sea el diccionario (de Fleury)".[112]

Formulaire de Magendie,[113] Mariano Cal presentó parte de la traducción de esta obra, el 16 de diciembre de 1826, "solicitando diga la Academia si es de su agrado para continuarla y se mando darle las gracias y habiendo leído a petición del Socio [...] se acordó que se lea los martes estaobra y se haga una subscripcion para que se imprima";[114] otra obra de Magendie, que fue estudiada, es *Précis élémentaire de physiologie*.[115]

La bibliografía denota la fuerte influencia de la medicina francesa en los médicos poblanos y en la Academia Medico-Chirurgica. En efecto, el

des Maçons-Sorbonne, no. 13,1823.

108 *Libro 2º de Actas dela Academia Medicoquirurgica dela Puebla delos Angeles para los años de 1825, op. cit.*, f. 116.

109 Lobstein, Daniel J. F., *Recherches et observations sur le phospere*, Estrasburgo, De l´imprimerie de F. G. Levrault, impr. Du Roi, 1815.

110 *Libro 2º de Actas dela Academia Medicoquirurgica dela Puebla delos Angeles para los años de 1825, op. cit.*, ff. 111 y 116. En estos meses el socio Pérez también propuso que se trataran temas como la descripción de la "sanguijuela megicana" y "la mojarra de Puebla", temas que no eran frecuentemente abordados por médicos y cirujanos, sino por otros facultativos, como los flebotomianos. Cfr. *Ibid.*, ff. 111 vta. y 114 vta.

111 *Ibid.*, ff. 143 y 143 vta.

112 *Ibid.*, f. 155.

113 La obra que se conserva en la BHJML pertenece a la 7ª edición; sin embargo, la información permite conocer que una edición anterior fue estudiada por los miembros de la academia del estamento médico, el dato de dicha edición es: Magendie, François, *Formulaire pour la préparation et l´emploi de plusieurs nouveaux médicamens, tels que la noix vomique, la morphine, l´acide prussique, la strychninee, la vératrine, les álcalis des quinquinas, l´iode, etc., etc.*, Paris, Chez Méquignon-Marvis, Libraire pour la partie de médecine, rue de L´École de Médecine, no. 5, 1829. BHJML, Fondo Antiguo, Colección de la Escuela de Medicina, ub. top.: 11020304.

114 Academia Medico-Chirurgica, *Libro 3º de las Actas de la Academia Medico-Quirurgica del Estado libre de la Puebla de los Angeles*. BHJML, Fondo Antiguo, Adquisiciones, Adquisición 2, Escuela de Medicina, vol. 37, f. 39.

115 Magendie, François, *Précis élémentaire de physiologie*, París, Chez Méquignon-Marvis, Libraire pour la partie de Médecine, rue de l´École de Médecine, no. 9, II t. 1816.

Formulario de Magendie fue traducido y presentado a la Academia el 16 de diciembre de 1826, aunque no pudo imprimirse por falta de recursos. Sin embargo, sirvió como el principal estímulo para la realización de la *Materia Médica Mexicana*, de Antonio de la Cal, obra que sí llegó a imprimirse gracias a una colecta realizada entre los académicos. Se trata del primer ensayo de farmacopea mexicana, logrado a partir del cotejo de los datos y nombres antiguos, mencionados por Francisco Hernández en *De historia plantarum Novae Hispaniae*.

Más allá del *corpus* en formación, puede verificarse de modo concreto la influencia de los autores franceses en el ejercicio de la medicina poblana, y en general mexicana, por ejemplo, en las medidas terapéuticas adoptadas por los facultativos para hacer frente a las epidemias. Como fue el caso del sarampión de 1825, enfermedad en la que se dio prioridad a los tratamientos basados en los principios fisiológicos de Broussais, que recomendaban realizar sangrías,[116] tal como puede leerse en *Angina Exantemática de México y demás enfermedades endémicas y epidémicas del país*, escrita por Manuel Codorniú y Farreras (socio de las academias de medicina práctica de Barcelona, México y Puebla de los Ángeles) en 1825. El gobierno daba noticias sobre la difusión del método:

> [...] de don Manuel Codorniú con que le acompaña dos ejemplares de la obra que há publicado, relativa á las causas y método curativo de la epidemia [de sarampión] que aflige á varios pueblos de la República; y le suplica, que eleve al Congreso uno, lo que hace cumpliendo con su encargo. Que circulen y contesten dándole las gracias.[117]

Las medidas terapéuticas, que sin duda están más cercanas al ejercicio de la cirugía, contrastan con las que se aplicaron frecuentemente en las epidemias de 1813 y 1822, cuando el Protomedicato recomendaba, principalmente, las terapias basadas en la teoría médica de John Brown, orientadas al consumo de alimentos y medicinas.[118] El conflicto entre la visión browniana de la medicina y los adelantos franceses en esta disci-

[116] Codorniú y Farreras, M. *Angina Exantemática de México y demás enfermedades endémicas y epidémicas del país*, Imprenta a cargo de Martín Rivera, México, 1825, p. 171.
[117] *El Caduceo*, núm. 78, t. VI, p. 361. Viernes 16 de septiembre de 1825. H. Congreso del Estado libre y soberano de Puebla, finaliza sesión del 3 de septiembre de 1825. BPP, t. 32547.
[118] Cfr. Izquierdo, José Joaquín, *op. cit.*, pp. 250-252.

plina se manifestó durante las sesiones de la Academia, donde llegó a debatirse qué opinión era más útil para la humanidad, si la de Brown o la de Broussais.[119]

2.5.3 Desarrollo de las actividades de la Academia Medico-Chirurgica, su vinculación con el Hospital de San Pedro y la búsqueda del reconocimiento social

En 1825 la Academia publicó un *Trimestre de las enfermedades constitucionales que reynaron en la estación del Estío de este presente año*, que daba noticia de las observaciones atmosféricas de Puebla hechas por socios de la Academia. En la publicación se observan distintas características de la Academia, mediante las cuales sus miembros trataron de resaltar sus aportes a la sociedad:

> En el seno de las academias es en donde registrándose el gran libro de la naturaleza, ya unos ventilan sus fenómenos y demarcan las leyes de la existencia, ya otros advierten las enfermedades y designan los medicamentos, ya otros analizan el cuerpo y patentizan sus diferentes partes, ya aquellos en fin velan las funciones de la economía viviente y demuestran el problema de la vida.
> De todas estas ventajas tan brillantes tenemos un argumento poderoso en las academias estrangeras; vease la eficacia con que se entregan á unos trabajos peligrosos; admirese el entusiasmo con que defienden las tesis que derriban opiniones erroneas, alabese la fatiga con que desentrañan del centro de los cadaveres la verdadera causa de las afecciones morbosas, y por ultimo confirmese el fruto de todo esto en las memorias publicadas, en las que el mundo literario encontrando la verdad demostrada con los hechos, y los hechos ratificados con la experiencia, les tributa el merecido homenage con sus alabanzas.
> Si hacemos mención de los hombres más célebres en la medicina veremos que casi todos estan condecorados con el nombre de académicos, y leyendo

[119] *Libro 3º de las Actas de la Academia Medico-Quirurgica del Estado libre de la Puebla de los Angeles, op. cit.*, f. 14.

las obras que los inmortalizan hallaremos que estas encierran las opiniones y fundamentos que antes habían vertido en sus academias.[120]

Tal discurso en favor de la benéfica labor de la Academia (que se entrega a trabajos peligrosos, derriba opiniones erróneas y vierte su saber en memorias que contribuyen al conocimiento de la naturaleza) puede interpretarse como una defensa de su proyecto ante alguna oposición que pudiera presentar un grupo detractor. En este sentido, son reveladoras las palabras del discurso inaugural:

> Ahora si, vengan cuando quieran, la crítica y sátiras de nuestros rivales si los tuviéremos, no los temo: la Academia que acaba de instalarse, pura en sus intentos beneficos se prepara ya a establecer las bases primordiales sobre las que ha de levantarse el edificio mas grande y respetable, y desde este momento ve con alto desprecio a sus enemigos.[121]

Del fragmento puede interpretarse que la labor de la Academia no carecía de rivales o de competencia; había otros grupos cuya existencia se entrevé, por ejemplo, en la negativa que inicialmente diera Pedro Calderón a la invitación[122] para ser socio de la Academia Medico-Chirurgica en 1824, justificándose así: "hallandome comprometido hace tres años en una reunión de Amigos para estudiar diariamente las lecciones de Cirugía y Medicina, me hallo en la dura necesidad de no poder admitir el empleo honroso que me otorga [la Academia] sin merecerlo".[123]

Durante el discurso inaugural de la Academia, el socio secretario habló acerca de los esfuerzos y del entusiasmo necesario para la formación de dicha institución, la cual se forjó mediante las reuniones de carácter

[120] Juan Nepomuceno Raudón, Manuel Méndez y Mariano Escalante, *Trimestre de las enfermedades constitucionales que reynaron en la estación del Estío de este presente año*, Puebla, Academia Medico-Chirurgica de Puebla, Oficina de Moreno Hermanos, 1825, pp. 4 y 5.

[121] *Libro 1º de Actas. Libro de la Academia Medico-Chirurgica del Estado libre y soberano de la Puebla de los Angeles. Año de 1824, op. cit.*, f. 3 vta.

[122] El viernes 2 de julio de 1824, "se dio cuenta con el oficio remitido al Profesor Don Pedro Calderón, en que se le avisó de estar nombrado Socio". *Ibid.*, f. 24.

[123] *Ibid.*, f. 24 vta.

privado que habían tenido lugar con anterioridad, y que se fortalecieron principalmente con base en la constancia y el sacrificio de los miembros en pro de los objetivos de la Academia.[124]

Una de las características principales de la Academia Medico-Chirurgica fue su esfuerzo por regular las actividades de quienes ejercieran en distintos ramos de la medicina. Las parteras comenzaron a ser llamadas a instrucción dentro de las Cátedras de la Academia desde 1825,[125] y su asistencia llegó a ser vigilada por la policía;[126] y en el mismo contexto la Academia se preocupó por el ejercicio de los curanderos en las distintas regiones de Puebla, llegando a formar una comisión que se presentase ante el Congreso para exponer los males de la presencia de estos personajes y la necesidad de su sustitución por profesores en la materia.[127]

El Hospital de San Pedro, que debido a la dirección de Domenech se había mostrado como una institución fundamental en el proceso de desarrollo de la medicina a finales de la Colonia, también contribuyó al contacto entre el ámbito académico mexicano y los avances franceses en el terreno médico, ya que tanto Domenech como Cabofranco (comisario del hospital en el año de 1826) invirtieron "grandes sumas monetarias en instrumentos médicos y libros procedentes de varias capitales europeas, principalmente de París".[128] El papel del hospital como una institución impulsora del adelanto académico de la medicina y la cirugía en los primeros años del México independiente continuó vigente, en gran parte debido a su vinculación formal con la Academia Medico-Chirurgica. Así, el hospital se convirtió en el centro del cual se valió la Academia para la observación de las enfermedades agudas, tarea que figuraba dentro de sus estatutos. Hecho que benefició a las dos instituciones implicadas; por un lado permitió al hospital "continuar siendo un proyecto eclesiástico y hospitalario viable";[129] y por otro constituyó un paso importante para el establecimiento oficial de la Academia con base en su reconocimiento

[124] Cfr. *Ibid.*, f. 3 vta.

[125] *Libro 2º de Actas dela Academia Medicoquirurgica dela Puebla delos Angeles para los años de 1825, op. cit.*, f. 39 vta.

[126] *Ibid.*, f. 86.

[127] *Libro 3º de las Actas de la Academia Medico-Quirurgica del Estado libre de la Puebla de los Angeles, op. cit.*, ff. 82-83.

[128] Huerta Jaramillo, Ana María Dolores, *Ciencia y vida académica en Puebla en el siglo* XIX, *op. cit.*, p. 58.

[129] *Ibid.*, p. 28.

público y al ejercicio de una práctica fundamental para el desarrollo de la medicina.

Cabe destacar también que para 1826, la Academia Medico-Chirurgica se acercó al *Caduceo* con el fin de divulgar sus avances y actividades en general, demostrando con ello el papel del periódico en la dinámica de comunicación entre las instituciones del Estado (militares, policías, médicos, académicos, etc.) y su gobierno. El fragmento siguiente devela los intereses particulares de la Academia con respecto al *Caduceo*, al que frecuentemente enviaba, para ser publicadas, las noticias de sus avances por medio de las actas de sus sesiones, las referencias literarias de las obras de medicina que se discutían, la lista de asistencia de los socios y el desempeño de las diversas comisiones.

> No hay cosa mas agradable y honrosa al buen Ciudadano que los progresos y adelantos de su patria, y el buen éxito de sus empresas: persuadida la Academia Medico quirúrgica de esta verdad, ha acordado dar un testimonio publico en este periódico de sus adelantos por medio de sus actas, de las que dará un extracto sencillo, por él se verán las diversas materias que se tratan, los trabajos que incesantemente impenden sus Socios por su adelanto, y las piezas literarias que estos subministran, ya semanariamente, ya en desempeño de algunas comisiones; de las cuales se dará aviso según las halle la Academia aptas para la luz pública, para que los Ciudadanos que gusten hacer subscripción lo verifiquen, pues la escacez de fondos no permite darlas en prensa.[130]

2.5.4 Apoyos del ayuntamiento poblano para los estudios de las áreas médicas y premios de la Academia a sus miembros

Si bien la Academia se forjó en el ámbito privado, los miembros buscaron alcanzar un reconocimiento que les permitiera acceder al ámbito público; pues convirtiéndose en una institución de interés para el Estado se lograría la fundación de un establecimiento patrocinado por las autoridades gubernamentales, en razón de que las labores de asistencia, investigación

[130] *El Caduceo de Puebla,* Suplemento al número 46 del miércoles 15 de febrero de 1826. t. VIII, "Prospecto", p. 185. BPP, t. 32549.

y docencia de la Academia facilitarían la legitimación del gobierno frente a los habitantes de un Estado en formación. Aunado a dicho motivo, habría de tomarse en cuenta que la Academia representaba una instancia en la cual los socios podían adquirir una amplia experiencia en los campos de la patología, la clínica, la cirugía y la farmacia.

Dos de los apoyos económicos con que el gobierno aportó para las primeras necesidades de la Academia fueron: un donativo de 130 pesos,[131] que consta en el acta del día 7 de febrero de 1825; y un donativo de 500 pesos[132] mencionado en el acta del 21 de enero de 1826, otorgado exclusivamente para la adquisición de libros, con la condición de que en caso de ser diluida la Academia los libros pasaran a formar parte de la biblioteca del Congreso; esta petición refleja la preocupación de la inversión de los diputados, quienes durante los primeros meses de enero expresaron la necesidad de que la Academia diera cuenta de la inversión "porque á no ser asi podria omitirse hasta cuando se quisiera, especialmente si se adoptan otros individuos á la dicha Academia".[133] Acerca del segundo donativo se produjo una discusión en el Congreso porque, a decir de los diputados y de la comisión de hacienda, la cantidad de 500 pesos era significativamente grande para la época y la situación económica del estado. Las posiciones encontradas se reflejan en el siguiente fragmento del *Caduceo*:

> El señor Ezeta fue de opinion que la cantidad de esta donacion se aventuraba porque no estaba el establecimiento á que se aplica bajo de un pie duradero, y que seria muy sensible quitar esa cantidad á las rentas del estado que reportan obligaciones de mucha consideracion.
> Señor Quintero contestó: que los progresos de la academia son notorios; que de su establecidad se pueden confiar si la protege el Gobierno, como se trata por un medio que por ningun aspecto puede ocasionar la desatencion indicada, y que si por un caso extraordinario llegase á faltar, ya se encarga

[131] *Libro 2º de Actas dela Academia Medicoquirurgica dela Puebla delos Angeles para los años de 1825, op. cit.*, f. 7.

[132] *Ibid.*, f. 86.

[133] *El Caduceo de Puebla*, núm. 41, t. VIII, p. 162, viernes 10 de febrero de 1826. H. Congreso del Estado libre y soberano de Puebla, sesión del 13 de enero de 1826. BPP, t. 32549.

la comision de él, como se ve por uno de los articulos del dictamen, en que ha llevado por objeto auxiliar á la humanidad afligida por medio de la instruccion á los profesores de medicina.[134]

El fragmento denota la inseguridad que había por parte de algunos de los gobernantes sobre la solidez de la Academia y, por otro lado, la confianza de otros en la labor académica y benévola que realizaban.

También sobre el donativo de 500 pesos, la Academia propuso que se ocupara para comprar instrumental quirúrgico, del cual había gran necesidad en la Academia, a lo que el gobernador contestó negativamente, ordenando que se destinase exclusivamente a la compra de libros,[135] tal como lo había ordenado el Congreso, cuyos diputados además habían recomendado que se compraran en Europa, "por la escasez que hay en la República de obras análogas a la Facultad y su precio exorbitante".[136]

Con la intención de estimular a los socios para la producción literaria de las ciencias médicas en Puebla, la Academia acordó premiar la memoria más destacada elaborada por alguno de sus miembros, elección que sería sometida a la votación, realizándose de la siguiente manera:

> Cada premio consistirá 1° en inscribir el nombre del autor premiado en la lista de Socios, con expresion del mérito contraido: 2° en una onza de oro, que se remitirá á dicho autor como muestra del aprecio de la Academia: 3° si los fondos de esta lo permitieren, se publicará la obra, y se remitirá á su autor con toda distincion en numero competente de ejemplares.[137]

El primer concurso de memorias tuvo lugar el 26 de abril de 1826.[138]

El origen del certamen puede ubicarse en octubre de 1825, cuando el médico y cirujano Manuel Zepeda insinuó "quan ventajoso seria publicar un discurso sobre laUtilidad dela reunion de las Ciencias Medicas

[134] *El Caduceo de Puebla*, núm. 36, t. VIII, p. 144, 5 de febrero de 1826. H. Congreso del Estado libre y soberano de Puebla, sesión del 9 de enero de 1826. BPP, t. 32549.

[135] *Libro 2° de Actas dela Academia Medicoquirurgica dela Puebla delos Angeles para los años de 1825, op. cit.*, ff. 97 vta. y 98.

[136] *El Caduceo de Puebla*, núm. 41, t. VIII, p. 162, viernes 10 de febrero de 1826. H.Congreso del Estado libre y soberano de Puebla, sesión del 13 de enero de 1826. BPP, t. 32549.

[137] *Caduceo*, núm. 26, t. VII, miércoles 26 de octubre de 1825, pp. 117 y 118. BPP, t. 32548.

[138] *Libro 2° de Actas dela Academia Medicoquirurgica dela Puebla delos Angeles para los años de 1825, op. cit.*, f.119.

para convencer alos opocitores que tenia esta reunion",[139] Pedro Calderón, siempre presente en las reuniones de la Academia, decidió trabajar esa idea.[140]

Fue la *Memoria acerca de la utilidad que resulta de la unión de medicina y cirujia*,[141] escrita por el cirujano guanajuatense Pedro Calderón, la que resultó ganadora del primer concurso, siendo premiada el 18 de julio de 1826, imprimiéndose de ella 500 ejemplares.

El examen puntual de los temas tratados en la *Memoria* de Calderón será expuesto en el capítulo siguiente, a fin de esclarecer las afinidades entre el texto y la legislación que surgió para regular la enseñanza y ejercicio de las ciencias médicas en 1831, y determinar si puede considerarse que la *Memoria* sentó las bases jurídicas de aquella ley.

[139] *Ibid.*, f. 66.

[140] De hecho el presidente de la Academia, notando el interés del gobierno en dos problemas sanitarios, propuso dos programas o premiaciones, una para enero de 1826 el sarampión y otra para abril de ese año acerca de las fiebres esenciales. *Ibid.*, ff. 65 vta. y 66.

[141] Impresa para su lectura el 15 de julio de 1826 bajo el título: *Memoria á cerca de la utilidad que resulta de la unión de medicina y cirujia; leida á la Academia Medico chirurgica de Puebla, por su socio ciudadano Pedro Calderón Profesor de medicina chirurgica*, julio 15 de 1826, oficina de Moreno Hermanos.

3

DISPUTAS Y CONCILIOS SOBRE LA MEDICINA QUIRÚRGICA EN PUEBLA, 1826-1829

3.1 La Academia Medico-Chirurgica a partir de 1826. Reconocimiento social y oposiciones

Para 1826 la Academia Medico-Chirurgica adquirió mayor notoriedad debido, en parte, a que breves informes de sus sesiones eran publicados en el mismo periódico que divulgaba las sesiones del Honorable Congreso, en *El Caduceo*; y reportes de sus actividades eran dados a conocer periódicamente en algunas notas del periódico *El Invitador*.

Por otra parte, la institución era cada vez más requerida por los dirigentes poblanos. Prueba de ello fueron las donaciones económicas y en especie que recibió de parte del gobierno, además de los encargos que recibía de las autoridades gubernamentales en relación con los problemas que podían afectar la salud de los ciudadanos. Por ejemplo, de octubre a noviembre de 1826, la Academia recibió los siguientes oficios: uno del alcalde tercero pidiendo la censura de la causa criminal de una partera;[1] uno más "del Señor Prefecto impetrando un informe de salubridad cada tres meses",[2] exhortando, a su vez, para que se continuara atendiendo el problema de las parteras (elegir a las que recibirían instrucción, controlar su asistencia a las clases, delimitar su *praxis* y examinarlas).[3] Por parte del Congreso recibió dos oficios: uno "del Presidente dela comicion de instruccion publica pidiendo dictamine sobre el proyecto de estudios de

[1] *Libro 3º de las Actas de la Academia Medico-Quirurgica del Estado libre de la Puebla de los Angeles*. BHJML, Fondo Antiguo, Adquisiciones, Adquisición 2, Escuela de Medicina, vol. 37, 1825, ff. 1-5. (El libro va del 12 de septiembre de 1826 al 1 de febrero de 1832).

[2] *Ibid.*, f. 26.

[3] *Ibid.*, ff. 32-35.

Medicina",[4] y otro de la comisión de legislación solicitando "un informe circunstanciado sobre los examenes de Farmacia".[5]

Dentro del gobierno legislativo el reconocimiento de la Academia no fue unánime, ya que algunos miembros del Primer Congreso Constitucional del Estado mantenían una posición de crítica y desconfianza ante las actividades de la Academia Medico-Chirurgica, como lo muestra una discusión que se produjo en agosto de 1826, cuando la Academia manifestó al Congreso su inquietud acerca de los fondos mediante los cuales había de mantenerse el Jardín botánico de la entidad —el cual había sido encargado a la Academia por el Ayuntamiento—, solicitando se destinaran fondos para la subsistencia del mismo.[6]

En la sesión del 16 de agosto, en medio de una acalorada discusión sobre ese asunto, el diputado Antonio María de la Rosa —socio honorario de la Academia— sugirió que, en lugar de otorgar la dirección del Jardín botánico a la Academia, sería más conveniente que el gobierno nombrase un director para tal tarea.

A juicio del diputado, la Academia era "al fin un cuerpo colegiado nuevamente establecido, en el que no faltan disensiones que entorpecen los asuntos; y esto ya lo comprueba la falta de algunos individuos de esa misma corporacion",[7] (refiriéndose a las faltas de los socios de número a las sesiones de la Academia, las cuales eran publicadas por los mismos socios en *El Caduceo*); otra razón para su desconfianza era la falta de relaciones entre la Academia y otros establecimientos de la misma especie, tanto en la República como fuera de ella; y, sobre todo, que el número de facultativos especializados en botánica dentro de la Academia era tan reducido que no se podía formar una comisión que se ocupase del Jardín botánico.[8]

Una opinión semejante fue emitida por el diputado Joaquín Haro y Tamariz, en los siguientes términos: "la academia á causa de sus choques

[4] *Ibid.*, ff. 18-19.

[5] *Ibid.*, ff. 27-32.

[6] *El Invitador*, año 1, núm. 41, p. 102, domingo 3 de septiembre de 1826. H. Congreso del Estado, sesión del 11 de agosto de 1826, p. 192. UNAM, Hemeroteca Nacional de México (en adelante HNDM), microfilm.

[7] *El Invitador*, año 1, núm. 46, p. 211, viernes 15 de septiembre de 1826. H. Congreso del Estado, sesión del 16 de agosto de 1826. UNAM, HNDM, microfilm.

[8] *Loc. cit.*

caerá al fin, abandonará este establecimiento [el Jardín botánico] y la contribucion que ahora se señala quedará sin objeto".[9]

Además de estas opiniones, los facultativos de la Academia enfrentaron la oposición de los médicos del Hospital de San Pedro, quienes les dificultaban tratar a los enfermos y hacer observaciones clínicas. Desde julio de 1825 se dio cuenta en las sesiones de la Academia de los malos tratos que los cirujanos recibían de parte de algunos médicos de dicho nosocomio (específicamente del médico José María Horta);[10] y, a causa de tal situación, el gobernador José María Calderón llegó a recomendar "se abstenga la Academia de nombrar cirujanos para las observaciones de medicina del hospital",[11] negando así (a juicio de los miembros de la Academia) "los principales medios de llegar á reunir todos los conocimientos de medicina y Cirujia".[12]

Para noviembre de 1827, el problema entre los médicos del Hospital de San Pedro y los cirujanos que la Academia mandaba a dicho establecimiento para realizar las observaciones clínicas no había desaparecido, puede suponerse incluso un aumento en las tensiones, probablemente acrecentadas por un caso llevado al tribunal de justicia el 26 de mayo de 1827 por el médico José María Horta, quien acusó al cirujano Manuel Ortiz (miembro de la Academia Medico-Chirurgica) de haber traspasado los límites de sus facultades al "haber visto y asistido al reo Simon Nava en una enfermedad puramente medica".[13]

En el caso, Horta se amparó en la legislación novohispana, aún vigente entonces, que prohibía, bajo graves penas, el hecho de que un facultativo fuera más allá de las atribuciones que su título permitía (el castigo era más duro si un cirujano actuaba en casos de medicina interna que el aplicado en los casos en los cuales un médico actuaba en el terreno de la cirugía), mientras Ortiz argumentó que "aunque confesaba que la enfermedad de Simon Nava no estaba en la orbita de sus atribuciones"[14] sí se hallaba en la de sus conocimientos.

[9] *Ibid.*, p. 212.

[10] *Libro 2º de Actas dela Academia Medicoquirurgica dela Puebla delos Angeles, para los años de 1825, op. cit.*, f. 37 vta.

[11] *Ibid.*, ff. 45 vta. y 46 fte.

[12] *Ibid.*, ff. 45 vta. y 46 fte.

[13] AHMP, Expedientes de juzgados, vol. 004, f. 14 vta.

[14] *Ibid.*, f. 15.

El hecho permite notar la discrepancia entre las leyes vigentes en 1827 y las necesidades sociales, puesto que las limitaciones impuestas por la ley para el ejercicio de médicos y cirujanos no se correspondían con los avances en la teoría médica, ni "con la costumbre que se habia introducido de que los cirujanos curasen en medicina",[15] y resultaban perjudiciales en casos de urgencia, en los que un facultativo estaba impedido para prestar sus servicios por no sobrepasar sus atribuciones como médico o cirujano. Incluso se le dio la razón a Ortiz, en cuanto a que un cirujano puede estar capacitado para tratar casos médicos, no obstante, se le dijo que "la reunión de medicina y cirugía es muy conveniente, pero que ella no debe hacerse por los cirujanos, sino por la ley".[16] Como consecuencia sólo se reconvino a Ortiz a sujetarse a las leyes vigentes.

A causa de las vejaciones que en el Hospital de San Pedro sufrían los cirujanos para realizar sus observaciones clínicas, en noviembre del mismo año los miembros de la Academia se replantearon las condiciones mediante las cuales habría de cubrirse el estatuto que exigía la realización de tales prácticas:

> El socio Ortiz propuso á la Academia que se pusiera en ejercicio el articulo del estatuto sobre la observacion de clinica en el hospital de San Pedro, prevalido dela buena disposicion que encuentra enlos facultativos de dicho hospital, pero que esta observacion fuera cometida en estos terminos: La de medicina á un socio medico y la de cirujia á un cirujano, la academia no asintio á esta proposicion á causa de considerarla opuesta al Espiritu del estatuto yel socio Perez anuncio el termino medio consiliando estos terminos diciendo quela proposicion del socio Ortiz era tan loable como justa, pero que á causade la oposicion que se habia encontrado en el hospital para el desempeño de este en los terminos que previene el estatuto no era necesario que fuese en este hospital, pues no lo espresa asi el dicho estatuto, por lo que era de parecer que estos trabajos se tuviesen en el hospital de san Juan De Dios y que el socio Martinez corriese a venia de estilo al padre Prior de dicho convento.[17]

[15] *Ibid.*, ff. 14 vta. y 17.
[16] *Ibid.*, f. 16.
[17] *Libro 3º de las Actas de la Academia Medico-Quirurgica del Estado libre de la Puebla de los Angeles, op. cit.*, ff. 92-94.

Debido al examen de la situación, las observaciones de clínica que realizaban los facultativos de la Academia comenzaron a efectuarse en el Hospital de San Juan de Dios, desde noviembre de 1827[18] hasta octubre de 1830,[19] con la única condición, impuesta por los encargados del nosocomio, de que se realizaran separadamente de los horarios en los que el profesor de medicina de aquel hospital estuviera allí.[20] La decisión resultó benéfica, tanto para los académicos como para el personal encargado del Hospital de San Juan de Dios, ya que en San Juan se carecía de la asistencia suficiente para atender a los enfermos, lo cual se refleja en un informe sobre visita de hospitales, entregado por los comisionados del ayuntamiento al gobernador el 28 de abril de 1828, donde se afirma que en el hospital se encontraron "en la enfermería cinco enfermos sin un solo padre ó criado que los atendiera",[21] además de otras irregularidades relacionadas sobre todo con el manejo deficiente que recibía el nosocomio por parte de los frailes juaninos.

En octubre de 1830, el académico y entonces diputado José Mariano Rivadeneyra "propuso se renovara la observacion de Clinica en el hospital de San Pedro: se discutió y aprobó que fuera en el departamento de cirujia. Fueron nombrados los socios Nicolas y Manuel Seoane para dicha observacion".[22] Por esta proposición de los miembros de la Academia puede suponerse que para 1830 las rencillas entre los facultativos de medicina del hospital de San Pedro y los cirujanos de la Academia se habían allanado.

Si bien, en las actas de la Academia Medico-Chirurgica no se explican los motivos que encauzaron una mejor relación entre los socios de la misma y los médicos del hospital de San Pedro, en los apartados siguientes se estudiarán los documentos que repercuten en materia de legislación en la práctica médica y la quirúrgica, los cuales arrojan luz sobre el cambio de parecer de ambos grupos.

18 *Ibid.*, f. 97.
19 *Ibid.*, f. 148.
20 *Ibid.*, f. 99.
21 "Informe sobre visitas de hospitales". De la Fuente, Jesús M., *op. cit.*, p. 80.
22 *Libro 3º de las Actas de la Academia Medico-Quirurgica del Estado libre de la Puebla de los Angeles, op. cit.*, f. 143.

3.2 Las ideas de Pedro Calderón sobre la unión entre la medicina y la cirugía

La *Memoria* de Pedro Calderón *Á cerca de la utilidad que resulta de la unión de medicina y cirujia* buscó enfrentarse a la posición de quienes ponían en duda el propósito de reunir en un solo facultativo lo que anteriormente se enseñaba por separado como medicina y cirugía.[23] Este tema —que cobró especial interés a partir del incidente con los médicos del Hospital de San Pedro— fue planteado por algunos miembros en distintas sesiones de las juntas de la Academia Medico-Chirurgica,[24] pero no fue sino hasta abril de 1826,[25] cuando el socio Pedro Calderón anunció que abordaría el tema de la unión entre la medicina y la cirugía, para el concurso de memorias de la Academia.

El escrito de Pedro Calderón fue dado a conocer a los socios de la Academia el 18 de julio de 1826.[26] La introducción esboza sin reparos la idea central del texto: "La Cirugía es la misma medicina, la reunión de estos dos ramos ofrece muchas ventajas, su separación es nociva a las Sociedades".[27] Con el fin de mostrar la razón de estas premisas, puede distinguirse una división de la argumentación de Calderón en dos partes. En primer lugar, el autor despliega un recorrido histórico mediante el cual busca mostrar que la medicina y la cirugía eran de antaño una y la misma ciencia, puesto que los remedios internos y externos se utilizaban ambos para enfrentarse a las enfermedades, y tales no eran ejercidos exclusivamente por facultativos designados, sino que se transmitían de generación en generación dentro de las familias:

[23] Por lo tanto, el texto puede entenderse en parte como una respuesta a la actitud de los facultativos que en 1825 habían puesto en entredicho el que un cirujano realizara observaciones clínicas en el Hospital de San Pedro, haciendo que el gobernador del Estado exhortara a la Academia para abstenerse de designar cirujanos para esta tarea en aquel lugar.

[24] La mención sobre dicho punto aparece en las actas de la Academia del 12 de marzo de 1825 y del 11 de octubre del mismo año. *Libro 2° de Actas dela Academia Medicoquirurgica dela Puebla delos Angeles, para los años de 1825, op. cit.*, ff. 10 y 66.

[25] *Ibid.*, f. 119 vta.

[26] *Ibid.*, ff. 142-143.

[27] Calderón, Pedro, *Memoria á cerca de la utilidad que resulta de la unión de medicina y cirujia; leida á la Academia Medico chirurgica de Puebla, por su socio ciudadano Pedro Calderón Profesor de medicina Chirurgica*, 15 de julio de 1826, oficina de Moreno Hermanos, p. 3. BPP, núm. loc.: I- 02317.

> Estos remedios que eran entonces una especie de patrimonio que heredaban la sucesion de las familias, debe creerse y es muy probable su certidumbre: no eran del todo unos ingredientes internos sino más bien aplicaciones esteriores que demarcan los limites de aquello que llaman cirujia, con bastante indiferencia, algunos sabios del tiempo.[28]

En segunda instancia, hace mención de aquellos beneficios que, a su parecer, acaecerían para la ciencia médica y para la sociedad conforme se diera la unión de medicina y cirugía en una sola ciencia.

Para el desarrollo del primer punto, Calderón enlistó la importancia de la administración de las aplicaciones externas en el ejercicio médico en las grandes civilizaciones de la historia, por ejemplo, cita que en Egipto "los sacerdotes encargados de curar las enfermedades lo hacian por medio de aplicaciones esternas quizá por esto fueron los primeros que practicaron las embalsamaciones";[29] en Israel "practicaban la medicina por medio de embrocaciones,[30] fomentaciones, fricciones y aplicaciones esternas, como consta en el cantico de los canticos capitulo 7 y 2";[31] en la antigua Grecia

> Hipocrates curando los males usaba los medios esternos como recursos poderosos [...] El profesor de Pergamo Galeno perfecto imitador del venerable de Cos, no solo operaba para curar las afecciones morbosas, sino que tambien hacia los medicamentos [...] En tiempo de Erophilo y su gran sucesor Erasistrato: parece que la Cirujia era la medicina de las enfermedades;[32]

referente a la antigua Roma, Pedro Calderón escribe: "[los romanos] recibieron en su seno al griego Archagato que no curaba mas que con antídotos esternos, Asclepiades [...] curaba las enfermedades valiendose de baños olorosos, Temison y Tesalo, [...] no trataban los males mas que con medios esternos".[33]

[28] *Ibid.*, p. 4.
[29] *Ibid.*, pp. 4 y 5.
[30] Embroca. "*Farm.* Cataplasma ó puchada". Puchada, "Cataplasma que se hace con harina desleída á modo de puches". Real Academia Española, NTLLE, 1825, pp. 571 y 1224 (DE, página de Internet consultada el 8 de enero de 2017: http://buscon.rae.es/).
[31] *Ibid.*, p. 5.
[32] *Ibid.*, p. 9.
[33] *Ibid.*, p. 10.

Pueden entenderse dichas menciones a las grandes civilizaciones y su manera de ejercer la medicina, en la cual se incluían como parte fundamental los tratamientos externos —relacionados con la cirugía—, como un llamado para que los académicos poblanos imitaran a estos grandes pueblos de la historia en su aprecio por el ejercicio quirúrgico, entendido éste como la "operación de la mano [...] [por la cual se] conoce y suministra el tratamiento a las enfermedades".[34] En ese sentido, si la operación de la mano es fundamental en el diagnóstico y tratamiento de las enfermedades, y éstos a su vez son instancias necesarias de la terapéutica —que es el fin de la medicina—[35] entonces había que tener como un evento desafortunado la escisión entre la cirugía y la medicina, cuyo origen es ubicado por Pedro Calderón

> En el año de 1168, cuando "en el concilio de Tours Ciudad de los contornos de Francia, se resolvió que los sacerdotes en quienes estaba abandonada la ciencia medica, escusaran las ejecuciones sanguíneas de los cuerpos de un pasiente, [...] desde este tiempo la cirujia como una cosa despreciable é indiferente, fue el patrimonio de las almas bajas, y el ejercicio pribativo de los hombres ignorantes.[36]

La mirada crítica que presenta Calderón en su texto hacia el Medievo, como una etapa histórica caracterizada por el detrimento de las ciencias, muestra la influencia de las ideas de la Ilustración en el ambiente académico del cual participaban los miembros de la Academia. Para ejemplificar tal consonancia de opiniones cabe citar el juicio realizado por Voltaire sobre el estado de las ciencias en la Edad Media:

> Cuando el Imperio romano fue destruido por los bárbaros, se formaron muchas lenguas con los despojos del latín, como se elevaron muchos reinos sobre las ruinas de Roma. Los conquistadores llevaron por todo el Occidente su ignorancia y su barbarie. Todas las artes perecieron: hasta ochocientos años después no comenzaron a renacer (...) Lo que desgraciadamente nos resta de la arquitectura y de la escultura de aquellos tiempos, es un grotesco

[34] *Ibid.*, p. 16.
[35] Cfr. *Ibid.*, p. 7.
[36] *Ibid.*, pp. 12 y 13.

conjunto de groserías y de baratijas. Lo poco que escribían era del mismo mal gusto. Los monjes conservaron la lengua latina para corromperla.[37]

Además de realizar una crítica a la época medieval, dentro del ámbito de las ciencias médicas, Calderón tuvo otro punto en común con los adeptos de la Ilustración, al referirse a la nación francesa como el último escalón dentro de la lista de las grandes naciones que debían seguirse como ejemplo para retomar la concepción acerca de la medicina unida a la cirugía. Calderón escribe: "la Francia dio la primer muestra de su amor hacia las ciencias, estableciendo una Academia Chirurgica en 1735";[38] no obstante (a juicio del autor), tal institución aún no estaba preparada para aplicar la unión entre la medicina y la cirugía, ya que el orgullo de los médicos provocaba que se apartaran del "fin de su ministerio, pues no pueden manchar su anillo, sacando sangre por la salud de un enfermo".[39]

Probablemente Calderón escribió tales líneas pensando en los facultativos del hospital de San Pedro que obstaculizaban el ejercicio de los cirujanos para las observaciones clínicas, y puede ser que la mención de la evolución en la visión de Francia con respecto del ejercicio de la cirugía fuera retomada por Calderón en el mismo tenor, es decir, a manera de llamado para quienes, siendo anteriormente enemigos del adelanto de la medicina quirúrgica, pudieran legítimamente cambiar su apreciación. Líneas abajo, el autor de la memoria escribe: "La Francia, modelo de las naciones, no nos presenta á la Cirugía fuera de la medicina [...] ha abolido esta separacion, que ni hace honor al cultivo de la ciencia, y si es bastante dañosa entre los pueblos".[40]

En cuanto a la demostración de los beneficios que sobrevendrían por la unión de la medicina y cirugía para el progreso de las ciencias médicas,

[37] Après que l'empire romain eut été détruit par les Barbares, plusieurs langues se formèrent des débris du latin, comme plusieurs royaumes s'élevèrent sur les ruines de Rome. Les conquérants portèrent dans tout l'Occident leur barbarie et leur ignorance; tous les arts périrent: et lorsque après huit cents ans ils commencèrent á renaître [...] Ce qui nous reste malheureusement de l'architecture et de la sculpture de ces temps-là est un composé bizarre de grossièreté et de colifichets. Le peu qu'on écrivait était dans le même goût. Les moines conservèrent la langue latine pour la corrompre. Voltaire, "Essai sur la Poésie épique", *Ouvres complètes de Voltaire*, t. VIII, A Paris, De l'Imprimerie de Crapelet, 1819, pp. 381 y 382. BHJML, microfilm.

[38] Calderón, Pedro, *op. cit.*, p. 14.

[39] *Ibid.*, pp. 14 y 15.

[40] *Ibid.*, p. 26.

y para la sociedad mexicana de aquel entonces, Calderón formula una serie de argumentos dirigidos, en primera instancia, para aquellos familiarizados con las ciencias médicas, a fin de hacer notar lo absurdo de su separación:

> Distinguir la Cirujia de la Medicina, es hacer de aquella un ramo separado de esta, lo que parece un imposible porque hacer esto, seria lo mismo que separar la descripcion de las funciones esteriores de la fisiologia, separar de la Igiene los articulos *circunfusa et aplicata* separar de la Anatomia la estructura de la cutis y los pelos; en fin hacer como dice Richerand una cosa agena de la botanica la descripcion de las plantas que cultiva el labrador, porque esto no toca al que cultiva la ciencia de los vejetales.[41]

La imagen de Richerand, rescatada por Calderón, acerca de la relación entre el botánico y las plantas cultivadas por el labrador, sirve como una analogía entre el facultativo en medicina y el ejercicio realizado por el cirujano, donde uno se caracteriza por un estatus académico elevado, enraizado por la tradición desde la Edad Media, y otro por el trabajo de operación manual, que había sido censurable tiempo atrás; incluso, debido al obrar del cirujano, que comenzaba entonces a relucir poco a poco, los interesados en medicina "buelben con el escarpelo escudriñan los cadaveres y encuentran la causa de las enfermedades que eran muy diferentes allá en sus teorías imaginarias",[42] siendo entonces dicho trabajo de operación manual uno de los factores mediante los cuales la medicina había obtenido su mayor adelanto, alejándose de la producción de lo que Calderón considera "teorías imaginarias".

Más allá del ámbito académico, la *Memoria* de Calderón también se valió de otros argumentos para ser evaluada positivamente por las autoridades de la época; uno de los elementos resaltados por Calderón en este sentido es el señalamiento del perjuicio que sin la unión entre la medicina y la cirugía se acarrea a la salud de los ejércitos. Alicia Tecuanhuey señala que "los reglamentos y disposiciones anteriores a 1827 orientaron a la milicia cívica en Puebla a fortalecer la naciente estructura institucional del

[41] *Ibid.*, pp. 20 y 21.
[42] *Ibid.*, p. 22.

estado".[43] Para comprender la relación entre la milicia y la consolidación del estado liberal debe tomarse en cuenta que, aún a casi cinco años de distancia desde la consumación de la Independencia, el gobierno mexicano seguía considerándose en guerra con España, y, por lo tanto, se preocupaba por el orden de su fuerza militar; así se menciona en un mensaje del presidente Guadalupe Victoria dirigido a las cámaras del Congreso, emitido el 23 de mayo de 1826 y publicado en *El invitador*: "El Gobierno que nunca ha cesado de considerar a la nación en guerra con España, ha aumentado o distribuido los preparativos de defensa, á proporción que ella ha desplegado sus tentativas de agresión y ofensa".[44] Las palabras del presidente se debían, principalmente, a las expediciones que España realizaba constantemente con presumibles intenciones de reconquistar el territorio mexicano; en el mismo mensaje se menciona: "los hemos visto preparar expediciones, que han arribado a las islas de Cuba y Puerto Rico, reparar sus buques de mayor porte y construir otros nuevos en los astilleros de España".[45]

Las alertas bélicas se relacionan con el desarrollo de la medicina, puesto que la milicia —que se mantenía atenta ante las amenazas a la nación— necesitaba de cirujanos para el cuidado de los soldados, y el hecho de que un cirujano no estuviera habilitado para prescribir y operar en los casos que se consideraban exclusivamente competencia de los médicos constituía una limitante para el servicio del cirujano a su patria,[46] sucediendo que —en el caso de la milicia permanente— uno de los problemas más graves, además de la deserción, era el número de bajas por fallecimiento.[47]

Más allá del campo de batalla, en Puebla "El cuerpo de guardas, la milicia cívica, la milicia activa y el ejército permanente fueron los instrumentos para el resguardo del orden y la tranquilidad pública durante

[43] Tecuanhuey Sandoval, Alicia, "Milicia Cívica en Puebla, 1823-1834", *op cit.*, p. 112.
[44] "Mensage del ecsmo. sr. presidente de los Estados Unidos Mexicanos á las cámaras del congreso general pronunciado en el salón de la de diputados al cerrarse las sesiones ordinarias el dia 23 de mayo de 1826, y contéstacion del ecsmo. sr. presidente del congreso". *El Invitador,* año 1, núm. 1, viernes 2 de junio de 1826, p. 4. UNAM, HNDM, microfilm.
[45] *Loc. cit.*
[46] Calderón, Pedro, *op. cit.*, p. 31.
[47] Cruz Barrera, Nydia Elizabeth, "Seguridad pública y estrategia social en la modernización de Puebla", en Cuenya Mateos Miguel Ángel (coord.) *Cabildo, sociedad y política sanitaria en la ciudad de Puebla 1750-1910.* BUAP, México, 2003, p. 101.

muchos años",[48] por lo cual el bienestar de la milicia era una condición primordial para mantener la paz dentro de los estados y la soberanía de la nación. El vínculo entre la salud de los ejércitos y su exitosa labor fue resaltado por Calderón en los siguientes términos:

> Entre las tropas de guerra, la salud y la pericia en el arte llevan siempre consigo la victoria; un soldado lozano y con su salud completa, vence los peligros, soporta marchas penosas, ve sereno los riesgos más eminentes, no tiembla al aspecto de la muerte, sufre la intemperie de los tiempos, resiste más a la influencia de los climas; en fin nada le intimida, por todas partes vence las dificultades y satisface las miras de la patria.[49]

De tal manera, la alusión que hace Calderón al ejército como un elemento que justifica la unión entre medicina y cirugía cobra importancia, teniendo en cuenta el papel que el ejército había representado en la Nueva España y que en los primeros años del México independiente desempeñó para tratar de mantener el orden de la joven nación.

Además de los elementos ya enlistados, cabe mencionar que el gobernador de Puebla (en el momento en que Pedro Calderón presentó y publicó su *Memoria*) era el general de brigada José María Calderón; por eso puede inferirse que la referencia favorable al ejército en el escrito buscaba la simpatía de quien fungió como ministro de guerra y había derrotado a los rebeldes de Santa Anna en Veracruz, en 1822.[50]

Los argumentos presentes en el discurso de Calderón pretenden que el lector, por una parte, observe que las condiciones que dieron lugar a la separación entre cirugía y medicina no impiden su unión en el periodo independiente y, por otra, esté de acuerdo con la utilidad que deriva de la unión entre estas disciplinas, y del daño provocado por su separación. Para lograr un efecto trascendente, Calderón esgrimió elementos que, por la situación política del México recién emancipado, llamaron la atención de los miembros del gobierno poblano, ya que no sólo mencionó los beneficios intrínsecos que proporcionaría dicha unión, sino lo que ésta

[48] *Loc. cit.*

[49] Calderón, Pedro, *op. cit.*, p. 30.

[50] "Oficio del sr. Brigadier D. José María Calderón" en *Gaceta Extraordinaria del Gobierno Imperial de México*, t. II, número 147, lunes 23 de diciembre de 1822, p. 1101. (DE, página de Internet, consultada el 4 de marzo de 2016: http://www.biblioteca.tv/artman2/uploads/1/18221223_00000.pdf)

significaba para la administración económica de las instituciones mexicanas, como se ve en el siguiente fragmento:

> Los hospitales aunque sean los mas pequeños, ó de las grandes Ciudades, ahorraran la mitad de las plazas que sostienen, porque no es indispensable un cirujano y un medico, ya que cada uno de estos cumple las mismas atribuciones, el mismo juicio debe formarse respecto de los ejércitos.[51]

3.2.1 Planteamiento de una reforma en la instrucción de las ciencias médicas en la Memoria de Pedro Calderón

La *Memoria* de Pedro Calderón se dirigió abiertamente a los legisladores poblanos, a quienes su autor exhortó a resolver el problema del desarrollo de las ciencias médicas, lo cual encontraría su solución —en gran parte— en la unión de las funciones del médico y el cirujano en un solo individuo:

> Las leyes deben ecsijir todo aquello que contribuya a la salud de los pueblos, á estos no siempre los favorece la suerte con tener medicos y cirujanos en su seno, y si es mas facil que tengan alguno de estos, los que provistos de los dos ramos, podrán hacerse benéficos dando á los legisladores preceptos que tiendan á beneficio del público aqui es indispensable una correcta higiene y la policia medica, que toman su origen en el conjunto de tantos conocimientos.[52]

Teniendo en cuenta que el escrito de Calderón se repartió entre los socios honorarios de la Academia[53] - entre los cuales se contaba el presidente Guadalupe Victoria, varios diputados del Primer Congreso Constituyente de la ciudad de México, el gobernador de Puebla, y la mayoría de los diputados estatales, siendo uno de ellos Patricio Furlong -, puede suponerse que al llegar la *Memoria* a las autoridades gubernamentales[54]

[51] Calderón, Pedro, *op. cit.*, p. 27.
[52] *Ibid.*, p. 36.
[53] *Libro 3º de las Actas de la Academia Medico-Quirurgica del Estado libre de la Puebla de los Angeles, op. cit.*, f. 10.
[54] El acta de sesión del congreso, con fecha del 25 de septiembre de 1826, quedó registrada la re-

favoreció la transición del estado de subestimación del ejercicio quirúrgico con respecto a la medicina hacia un reconocimiento de la cirugía como parte esencial de aquélla. Pedro Calderón creyó que no sólo se debía declarar la ampliación de las actividades de los cirujanos dentro de la "medicina interna", haciéndolos así semejantes a los médicos, sino que era necesaria —de manera conjunta— una reforma en el plan de instrucción para las ciencias médicas mediante la cual se forjarían nuevas generaciones de profesionales en ambas áreas, con una mentalidad distinta a la imperante desde la Colonia. Así, Calderón escribe:

> Los estudios que exige el desempeño ecsacto de la Cirujia son la anatomía que es la base fundamental de la ciencia medica, la Fisiologia para que conociendo la nobleza de los organos por las funciones que ejecuta, los respete en las operaciones[,] la Patologia para conocer las enfermedades, la Terapeutica en que entra la Cirujia para remediarlas ó paliarlas á los menos; en fin todos los ramos que forman la Medicina ecsige la Cirujia con el deber que supone el noble objeto que tiene.[55]

Calderón, además de indicar las disciplinas que consideraba necesarias para la correcta formación del cirujano, solicitó que se elaborara una nueva legislación para la instrucción de las ciencias médicas, en la petición resaltó la importancia de las observaciones clínicas:

> No solo es preciso que se plante una nueva instruccion medica, sino que se reformen las que ecsisten para bien de la humanidad viviente: quien dirá que con la instruccion de las Unibersidades queda el hombre suficientemente instruido para ejercer el arte de Medicina, ninguno porque en esos lugares faltan muchos cursos para formar un medico verdadero, como son la Medicina legal, la Historia natural, la Chimia y Fisica Medica, la Obstetrisia y lo peor de todo el curso de Clinica tan interesante al practico porque

cepción de "Un oficio de la Academia Medico-Chirurgica acompañando ejemplares de la memoria de sus tareas literarias". *El Invitador*, 1826, año 1, núm. 78, p. 307, viernes 1 de diciembre de 1826, H. Congreso del Estado, sesión del 25 de septiembre de 1826. UNAM, HNDM, microfilm.

[55] Calderón, Pedro, *op. cit.*, p. 21.

> esta es aquella parte que tomando su origen de la observacion, enseña en la cama de los enfermos, los síntomas, curso, terminaciones y tratamiento de las enfermedades.[56]

3.3 Los primeros esfuerzos para legislar la instrucción de las ciencias médicas en el naciente estado de Puebla

Después de la Independencia el gobierno mexicano, en sus primeros años, tuvo como una de sus principales tareas formar un cuerpo legislativo que proporcionara al gobierno los elementos necesarios para la organización de las funciones públicas en distintos campos.

Aunque se han mencionado las críticas que desde distintos ámbitos se hicieron a los galenos —a fin de que su labor se enmarcara en una legislación acorde con la importancia de la relación entre los facultativos y la vida humana—, las discusiones más acaloradas que se suscitaron entre los diputados en 1826, se referían a la necesidad de reformar las leyes relativas al ejercicio de los jurados. De igual manera, así como se criticaba el ejercicio médico, se juzgaba a los jurados. Un fragmento de una nota del *Invitador* dice: "¡Temibles son los asesinos y ladrones; pero mas temibles son sus jueces! De aquellos podemos triunfar con los puñales mas estos, no hieren con acero, no se visten corazas; pero están escudados con las mismas leyes".[57]

La preocupación por regular el ejercicio de los jurados y el del personal que laboraba en el ámbito de la salud por medio de una legislación que se separara de la influencia de cuerpos legislativos extranjeros (sobre todo españoles) se refleja en la siguiente opinión:

> Una legislacion es un todo coordinado, y el querer mezclarle algún establecimiento ageno, es desorganizarlo enteramente, a modo que si a nuestro alfabeto se le sustituye una letra griega, ú al modo de un relox, que teniendo sus piezas proporcion con el todo, se le pone una rueda de otro, por buena que sea, no hace consonancia con las otras, y paraliza toda la máquina.

[56] *Ibid.*, pp. 53 y 54.

[57] "Remitido. Ley de Jurados", *El Invitador*, año I, núm. 8, p. 32, domingo 18 de junio de 1826. UNAM, HNDM, microfilm.

> Lo mismo sucede con nuestro caso, si la legislacion de que usa Puebla es un todo combinado entre si, el tomar establecimientos de otras naciones, por perfectos que sean, desconciertan enteramente el foro, no son análogos a nuestros cuerpos de leyes, y no pueden tener feliz resultado, como lo tendrá donde tienen su origen, porque alli están en armonía con toda la legislacion.[58]

Si bien dichas opiniones fueron expuestas en la discusión sobre la ley de jurados, la necesidad de contar con un cuerpo legislativo era igualmente necesaria para el desarrollo de la medicina en general y su instrucción en el Estado.

Las ideas de Pedro Calderón resultaron fértiles en una época que recientemente había pasado por diversos males sanitarios, como la peste (sarampión), de la cual dio cuenta el presidente Victoria en un mensaje a las cámaras del Congreso: "La suma felicidad del año de 1825 se menoscabó en parte por las tristes consecuencias de la peste".[59] Siendo los efectos de estos males relativamente recientes, es comprensible que uno de los principales intereses del Congreso fuera "evitar de algun modo los rigores de la peste, y mitigar la afliccion de muchos pueblos que fueron tocados de su contagio".[60]

Otras acciones del Congreso poblano concernientes al ramo de la salud pública fueron: elaborar una ley para "el establecimiento de cementerios, el arreglo del ramo de vacuna, y el aucsilio pecuniario que se previno en favor de la academia medico-chirurgica",[61] añadiéndose los esfuerzos para renovar la instrucción de las ciencias médicas.

En cuanto a la educación pública en general, el Congreso estatal se empeñó en que la obtención de los grados académicos pudiera realizarse

[58] *Suplemento al número 56 del Invitador*, domingo 8 de octubre de 1826, pp. 1 y 2. UNAM, HNDM, microfilm.

[59] "Mensage del ecsmo. Sr. Presidente de los Estados Unidos Mexicanos á las cámaras del congreso general, pronunciado en el salon de la de diputados al cerrarse las sesiones ordinarias el día 23 de mayo de 1826, y contéstacion del ecsmo. sr. presidente del congreso". *El Invitador*, 1826, año 1, núm. 1, p. 4, viernes 2 de junio de 1826, p. 4. UNAM, HNDM, microfilm.

[60] "Remitido", *El Invitador*, año 1, núm. 79, año 1, p. 316, viernes 1 de diciembre de 1826. UNAM, HNDM, microfilm.

[61] *El Invitador*, año 1, núm. 11, pp. 43 y 44, domingo 25 de junio de 1826. H. Congreso del Estado, sesión del 20 de marzo de 1826, "*Finaliza la contestacion al discurso pronunciado por el excelentísimo señor Gobernador del Estado al cerrarse las sesiones del Honorable Congreso en 23 del pasado*". UNAM, HNDM, microfilm.

en la ciudad de Puebla, a fin de evitar los inconvenientes que a los alumnos (y a sus familias) ocasionaba el viaje al Distrito Federal; esto en conformidad con la independencia de los estados para "sistemar su gobierno interior",[62] declarada en la Constitución de 1824.

En relación con la autonomía estatal para la adquisición de grados escolares, se intentó fortalecer al colegio del Estado[63] entregando el rectorado al diputado Antonio María de la Rosa;[64] pero la falta de un plan de estudios, el escaso alumnado y la carencia de fondos dificultaban en gran medida la labor.[65]

Tocante a los arreglos legislativos para la instrucción médica, el Congreso estatal presentó, en sesión del 30 de septiembre de 1826 (cinco días después de haberse dado cuenta de la recepción de tareas literarias de la Academia, entre ellas presumiblemente se hallaba la *Memoria* de Calderón), una *Proposicion de un proyecto de ley para estudiar la medicina y la cirugía*, la cual fue expuesta por el diputado Antonio Díaz Guzmán y suscrita por los diputados Patricio Furlong y José María Quintero; en la propuesta se expuso la situación de abandono en la cual se hallaban las ciencias médicas en el Estado:

> El estudio de la medicina y cirujia, tan abandonada en el Estado de Puebla, há sido causa de que los profesores de ambas facultades, que no han procurado por si mismos adquirir los conocimientos necesarios en un ramo tan importante, posean unicamente una noticia muy superficial.[66]

Sumado a este juicio, la comisión del Congreso consideró que hasta ese momento se había tenido que "mendigar en otra parte una ciencia tan

[62] *El Invitador*, año 1, núm. 15, p. 57, miércoles 5 de julio de 1826. H. Congreso del Estado, continúa la sesión del 29 de marzo de 1826. UNAM, HNDM, microfilm.

[63] En 1827 el Congreso determinó: "El Colegio se denominará del Estado, bajo la advocacion del Espiritu Santo". *Actas del Congreso del Estado de Puebla*, sesión del 1 de marzo de 1827, s/folio. BPP, Manuscritos, de enero a marzo de 1827, t. 42549.

[64] *El Invitador*, año 1, núm. 69, p. 237, miércoles 18 de octubre de 1826. H. Congreso del Estado, sesión del 2 de septiembre de 1826. UNAM, HNDM, microfilm.

[65] *Loc. cit.*

[66] "Proposicion de un proyecto de ley para estudiar la medicina y la cirugía, expuesto por el diputado Díaz y suscrito por los señores Furlong y Quintero". *El Invitador*, año I, núm. 83, p. 330, domingo 10 de diciembre de 1826. H. Congreso del Estado, sesión del 30 de septiembre de 1826. UNAM, HNDM, microfilm.

interesante para la humanidad",[67] probablemente aludiendo al dominio que la Corona española había tenido en el desarrollo de las ciencias médicas en la Nueva España, y —a partir de la etapa independiente— a la clara influencia que la medicina francesa ejercía.

Por tales razones la comisión de instrucción del Congreso propuso tres cátedras para el estudio de la medicina y la cirugía, a saber: "primera de anatomía y operaciones: segunda de fisiologia, higiene y medicina interna: tercera de medicina esterna, partos, enfermedades de las mujeres y niños, afectos venereos y patologia general",[68] las cuales serían sostenidas con el erario público y "los productos de la rifa del oratorio de San Felipe Neri".[69] En el artículo 7° del proyecto legislativo se establece que, después de los años de formación, "sufrirán los alumnos un ecsamen general sin cuyo requisito nadie en lo sucesivo podrá ejercer la medicina y cirujia".[70] Mediante la disposición, quienes ejercerían las ciencias médicas lícitamente serían los examinados y reconocidos por el Estado.

La propuesta de los diputados permite notar la intención de erradicar el ejercicio no certificado de la medicina (preocupación presente en la *Memoria* de Pedro Calderón, en la cual, aunque no se habla explícitamente de los curanderos, se advierte sobre la práctica de los charlatanes, a quienes Calderón califica como "una plaga que por desgracia se estiende por todas partes, y á precio de engaños y sofismas preconizan sus conocimientos y venden sus ingredientes con los cuales empeorando los males sacrifican las familias")[71] siendo, como son, deberes del gobierno la creación y expansión de establecimientos de instrucción médica que pongan fin al ejercicio inadecuado de la medicina.

En el proyecto del Congreso se propuso al Hospital de San Pedro como centro de enseñanza práctica de las ciencias médicas. En él se impartirían las cátedras de anatomía y de operaciones, bajo la dirección del Colegio del Estado. En los años siguientes el hospital fue una institución donde se enseñaron cátedras de gran importancia para la medicina (con

[67] *Loc. cit.*

[68] *Loc. cit.*

[69] *Loc. cit.*

[70] "Proposicion de un proyecto de ley para estudiar la medicina y la cirugía, expuesto por el diputado Díaz y suscrito por los señores Furlong y Quintero". *El Invitador*, año 1, núm. 83, p. 330, domingo 10 de diciembre de 1826. H. Congreso del Estado, sesión del 30 de septiembre de 1826. UNAM, HNDM, microfilm.

[71] Calderón, Pedro, *op. cit.*, p. 40.

lo cual puede considerarse alcanzada una de las metas de Antonio Domenech, antiguo rector del hospital).

Finalmente, el proyecto de plan de estudios elaborado por los legisladores poblanos quedó aprobado. El 10 de octubre de 1826, el Congreso solicitó a la Academia Medico-Chirurgica que diera su dictamen sobre el plan de estudios médicos; la respuesta de los socios de número fue que "se contestase con el plan[,] reformado por los señores socios Rivadeneyra y Escalante",[72] el hecho muestra uno de los primeros acercamientos entre los facultativos de la Academia y los legisladores con miras a la redacción del *corpus* legal del Estado.

3.4 El desarrollo de la profesión médico-quirúrgica en Puebla durante las convulsiones sociales, 1827 a 1829: Donaciones y legislaciones

Paralelamente a los esfuerzos legislativos en pro del desarrollo e instrucción de las ciencias médicas, en enero de 1827 se dio cuenta ante el Congreso de una "Colección de instrumentos selectos quirúrgicos que el *Señor Don Mariano José Cabofranco*, Canónigo de la Santa Iglesia Catedral de esta Ciudad de la Puebla, donó al Hospital general de San Pedro de esta misma ciudad".[73] Cabofranco dotó al hospital con instrumental quirúrgico (42 cajas), colchones y medicinas suficientes, tal como lo señala el siguiente fragmento: "Los gastos erogados por el Señor Cabofranco en la colección de instrumentos, el importe de trescientos colchones para los enfermos, las medicinas ministradas a la botica y algunas cantidades invertidas en el reparo de las casas del hospital, pasaron de cinco mil pesos";[74] además, anteriormente el mismo Cabofranco "estableció una lotería para el auxilio del Hospital, así como una imprenta y una librería".[75]

[72] *Libro 3º de las Actas de la Academia Medico-Quirurgica del Estado libre de la Puebla de los Angeles, op. cit.*, f. 18.

[73] *Suplemento al número 121 de del Invitador*, año II, núm. 119, p. 473-488, domingo 4 de marzo de 1827. H. Congreso del Estado, sesión del martes 9 de enero de 1827. UNAM, HNDM, microfilm.

[74] *Loc. cit.*

[75] Gilberto F., Aguilar, *Hospitales de antaño. Fundación de algunos hospitales de la República*, México, Lotería Nacional para la Asistencia Pública, 1944, p. 90.

Las acciones de este personaje fueron de tal impacto que, en 1835, Francisco Javier de la Peña comparó la figura de Cabofranco con la de Antonio Domenech, calificando a ambos como grandes benefactores en la historia del Hospital de San Pedro, destacando a Cabofranco por su celo, actividad y beneficencia, y a Domenech, por su "caridad, vigilancia y esplendidez".[76] La figura de Cabofranco aparece en el pasaje por apoyar las funciones del Hospital de San Pedro y por su donación de instrumentos quirúrgicos, actos que permiten considerarlo un promotor de la cirugía. El sostén del canónigo a la salud pública —ramo que importaba sobremanera a los gobiernos estatal y federal— puede verse como el contrapeso de un fenómeno que tendría lugar que coincide a la donación de Cabofranco, y pondría a gran parte del estamento clerical en tensión con el gobierno liberal.

En el mismo mes de enero de 1827 aconteció un suceso que marcó el rumbo de la política y la dinámica social en la nación mexicana: el 19 de enero fue "arrestado Fr. Joaquín Arenas, religioso dieguino, español, por haber intentado seducir al comandante general d. Ignacio Mora, para tomar parte en una conspiracion en favor del paternal gobierno de Fernando VII".[77]

Algunos historiadores señalan que la amenaza representada por el padre Arenas para la soberanía del país fue exagerada por los simpatizantes de los grupos con tendencias antiespañolas;[78] sin embargo, el hecho es que a partir de dicho suceso "el ambiente de la ciudad fue atentamente vigilado ante la innegable presencia española en ella",[79] llegando las sospechas de traición a tal grado que "infundadas acusaciones de sim-

[76] Fray Juan Villa Sánchez y Francisco Javier de la Peña, *Puebla sagrada y profana*, (facsímil de la 1a. edición de 1835), México, BUAP, 1997, p. 82.

[77] "De lo interior. México 20 de enero". *El Invitador*, año II, núm. 102, 1827, p. 407, miércoles 24 de enero de 1827. UNAM, HNDM, microfilm.

[78] En las opiniones que se confrontaron sobre la conspiración del padre Arenas se muestran las tendencias de los partidos que pugnaban por el control del gobierno nacional; por un lado los yorkinos, quienes tenían una tendencia antiespañola y contaban con representantes en el gobierno federal; por otra parte, los escoceses, quienes a pesar de también apoyar la soberanía nacional, anhelaban que los vínculos con España no se rompieran. *Cfr.* Gamboa Ojeda, Leticia Victoria, y Emilio Maceda, "La expulsión de los españoles en Puebla y el perfil de los exceptuados, 1827-1828", *Revista de Indias*, 2003, vol. LXIII, núm. 228, p. 377.

[79] Tecuanhuey Sandoval, Alicia, "Razones del desencanto federalista en Puebla". En Josefina Zoraida Vázquez y José Antonio Serrano Ortega (coords.), *Práctica y fracaso del primer federalismo (1824-1835)*, México, COLMEX, p. 456.

patizantes a aquel movimiento [el de la recuperación del territorio por parte de los españoles] recayeron en clérigos y políticos".[80] Puede considerarse que la actitud de exacerbada desconfianza acrecentó el deseo de fortalecer al Estado en desmedro de los privilegios del clero, lo cual se reflejó en opiniones como la del obispo y del cabildo eclesiástico en 1827, cuando éstos se lamentaban de que "se forme un empeño tan decidido en esclavizar á la Iglesia que es libre nada ménos que por la autoridad de Jesucristo su fundador".[81]

Una consecuencia de la conspiración del padre Arenas fue la ley de empleos, promulgada a nivel federal el 10 de mayo de 1827, "que impedía a los peninsulares residentes ejercer cargo o empleo, civil o militar (excepto el episcopal) hasta que España reconociese la independencia".[82] Esta ley exacerbó los ánimos antiespañoles, repercutiendo notablemente en el estrato militar, dentro del cual se formaron grupos como la "División protectora de la Voluntad General",[83] que pronto ganó adeptos, con el fin de presionar al gobierno poblano para que aprobara una ley de expulsión contra los españoles, la cual fue promulgada el 12 de diciembre de 1827, buscando "disminuir la presión antiespañola".[84]

Desde esa fecha, los movimientos militares cobraron fuerza y generaron temor en el estrato gubernamental poblano, ya que las alianzas entre militares y grupos opositores al gobierno podían poner en peligro el sistema.[85] En estas circunstancias, el reglamento de la milicia cívica fue reformado en 1828 para afianzar el mando que sobre ella tenía el gobernador; no obstante, "confirmada su prioridad para sostener la soberanía estatal y a pesar de que se acrecentaron notablemente sus filas, [la milicia] fue prácticamente inoperante en el periodo".[86]

[80] *Ibid.*, p. 456.

[81] *Colección Eclesiástica Mejicana*, t. II, Méjico, Imprenta Galván, 1834, p. 129.

[82] Gamboa Ojeda, Leticia Victoria, *op. cit.*, p. 378.

[83] Tecuanhuey Sandoval, Alicia, "Razones del desencanto federalista en Puebla", *op. cit.*, p. 457.

[84] *Ibid.*, p. 458.

[85] La incomodidad que manifestaron las autoridades poblanas ante las acciones antiespañolas —promovidas sobre todo por el gobierno federal— se explica tomando en cuenta que en el gobierno del Estado "imperaban conservadores y moderados, unos abiertos españolistas y otros escurridizos neutrales". Gamboa Ojeda, Leticia Victoria, *op. cit.*, p. 380.

[86] Tecuanhuey Sandoval, Alicia, "Milicia Cívica en Puebla, 1823-1834", *op. cit.*, p. 117.

Los hechos mencionados muestran cómo en dicho periodo el ejército y la Iglesia, que habían sido los "vehículos mayores de control político",[87] devinieron en amenaza para el federalismo; como consecuencia del distanciamiento entre el gobierno y dos pilares de la identidad nacional, se favoreció al ámbito de la educación pública, la cual fue vista como una opción para difundir el discurso federalista en un contexto pleno de revueltas sociales.

Por lo señalado se comprende que en el transcurso de 1827 el Congreso se ocupara con gran celo de la educación pública en general, mismo que se mostró a principios de ese año, cuando el Colegio del Estado, que contaba "con siete mil quinientos pesos de rentas fijas procedentes de reditos de capitales yde fincas",[88] fue favorecido con 300 pesos mensuales a fin de asegurar los sueldos de "sujetos habiles parala direccion delas catedras";[89] además, se revisaron los artículos del plan de instrucción, entre ellos se aprobó el que eliminaba la necesidad de viajar a la ciudad de México para obtener los grados;[90] además, se ordenó que los títulos de aprobación expedidos para "Abogados, Medicos, Escribanos, y procuradores, y á toda clase de facultativos que la necesiten para ejercer alguna profesion" fueran impresos en papel sellado, "el sello será de las armas de la Nacion gravado con delicadeza y con las precauciones necesarias para impedir su falsificacion".[91]

Las especificaciones en la impresión de los títulos para los facultativos indica un paso hacia la consolidación de las profesiones en relación con su licitación por el gobierno del Estado; ya que la dificultad de falsificar el título expedido a los profesionales obstaculizaba el ejercicio de quienes no estaban certificados por el gobierno, y los constreñía a acercarse a las instituciones del Estado. El tema del ejercicio ilícito de la medicina era evidente, como lo muestra la opinión del diputado Oller, al decir que "un gran numero de niños es victima de la ignorancia y barbara te-

[87] Connaughton, Brian, *Dimensiones de la identidad patriótica*, México, UAM, unidad Iztapalapa, 2001, p. 82.

[88] *Actas del Congreso del Estado de Puebla*, sesión del 5 de enero de 1827. BPP, Manuscritos, enero a marzo de 1827, s/folio, BPP, t. 42549.

[89] *Actas del Congreso del Estado de Puebla*, sesión del 26 de febrero de 1827. BPP, Manuscritos, enero a marzo de 1827, s/folio, BPP, t. 42549.

[90] *Loc. cit.*

[91] *Actas del Congreso del Estado de Puebla*, sesión del 20 de enero de 1827. BPP, Manuscritos, enero a marzo de BPP, s/folio, t. 42549.

meridad de algunos curanderos",[92] por lo cual solicitó al gobierno estatal que "tome las providencias que sean de su resorte, à fin de impedir estos males, que disminuyen nuestra poblacion".[93]

La estabilidad social de la entidad, lejos de haberse alcanzado, se agravó en 1828, cuando tuvieron lugar "los movimientos de Montes de Oca y Juan Álvarez y el de la Acordada, así como el saqueo del Parián".[94] Los antecedentes principales de estos conflictos fueron las presiones antiespañolas y las tensiones provocadas por los yorkinos y sus simpatizantes, así como las conspiraciones descubiertas para la reinstauración del poder español en nuestro país; ante dicha situación, en noviembre el Congreso y el gobernador del Estado "pusieron en vigor la disposición general sobre reuniones secretas; prohibieron las reuniones clandestinas",[95] esperando que con tal decreto se terminaran las conspiraciones que alteraban la paz y la tranquilidad, pues se pensó que con esto las probabilidades de complotar para la reconquista se verían reducidas. Seguramente la medida fue la razón de que los facultativos integrantes de la Academia Medico-Chirurgica dejaran de registrar sus sesiones, quedando los libros de actas sin anotaciones durante 1829.

Nuevamente, en medio de la convulsión social, la educación pública en el estado de Puebla vivió un momento importante. En febrero de 1828 se aprobó en el Congreso del Estado la abolición de los grados de bachiller como requisito "para cursar las cátedras de facultad mayor, y practicar cirugía, medicina y leyes".[96] Tales grados serían sustituidos por "certificaciones de los catedráticos, autorizadas por los secretarios de los colegios, de haber cursado [los alumnos] el tiempo que prescriben las leyes".[97] La medida eliminaba la necesidad de obtener grados que, por la forma en la cual se concedían en la Universidad de México, resultaban ser

92 *Actas del Congreso del Estado de Puebla*, sesión del 3 de enero de 1827. BPP, Manuscritos, enero a marzo de 1827, s/folio, t. 42549.
93 *Loc. cit.*
94 Tecuanhuey Sandoval, Alicia, "Razones del desencanto federalista en Puebla", *op. cit.*, p. 461.
95 *Loc. cit.*
96 *Actas del primer congreso constitucional del Estado de Puebla*, núm. 9, martes 27 de mayo de 1828, sesión del 19 de febrero de 1828, p. 36. UNAM, HNDM, Fondo reservado. Miscelánea mexicana, siglo XIX, vol. 29.
97 *Ibid.*, sesión del 13 de marzo de 1828, p. 49.

insignificantes e inútiles, ya que para obtenerlos sólo había que responder "á cuatro preguntas muy sencillas y tres silogismos que el estudiante mas atrasado responde con la ayuda del catedratico".[98]

Dos meses más tarde, la comisión de instrucción del Congreso, formada por los diputados Marcelino Ezeta y José María Zambrano publicó, el 3 de mayo, un dictamen que buscó establecer las bases para la enseñanza pública en el Estado en sus tres niveles;[99] primera enseñanza, dirigida a los niños para que supieran leer y escribir; segunda enseñanza, que comprendía "las tres clases de estudios que hacen la civilizacion general; á saber, de Literatura y artes, de ciencias fisicas y matematicas, y de ciencias Morales y políticas";[100] y la tercera enseñanza, que consistía en los estudios de carreras, o facultades, como las de teología, jurisprudencia y medicina. En la presentación del plan se declara la importancia de la educación pública como elemento que da lugar a las costumbres, las cuales —según consideraban los propios diputados— estaban por encima de las leyes en el actuar de los pueblos.

> Es muy sabido que sin educacion no hay costumbres, y que sin estas son inutiles las mejores leyes, pudiendose asegurar que las instituciones mas liberales, y que mas influjo dan en la administracion pública á los ciudadanos, son hasta noscivas y peligrosas cuando falta en ellos una razon ilustrada y virtudes civicas que solo puede dar una recta educacion pública.[101]

Tal es la idea rectora que se encuentra en el constante trabajo legislativo con respecto a la educación pública en aquellos momentos de crisis, siendo la formación de una sólida institución educativa la solución que los congresistas proponían con objeto de propiciar los ideales de la nación mediante "la razon ilustrada y las virtudes civicas", para evitar así las desavenencias que amenazaban la soberanía del país. Lo mismo puede decirse en el caso específico de la enseñanza con respecto a las ciencias médicas, en donde la nueva educación —que promovía abiertamente los

[98] *Ibid.*, sesión del 19 de febrero de 1828, p. 36.

[99] Ezeta, Marcelino, y José María Zambrano, *Dictamen en que la Comision de Instruccion presenta al Congreso de Puebla de la Puebla en la Plan de enseñanza pública en el Estado*, Puebla, Imprenta del Gobierno, 3 de mayo de 1828. AHMP, Leyes y decretos, t. 4, ff. 221-226 vta.

[100] *Ibid.*, f. 224 vta., p. 8.

[101] *Ibid.*, f. 222, p. 3.

ideales de la Ilustración y el ejercicio de una medicina quirúrgica— vendría a modificar la idea de mantener separadas la medicina y la cirugía, allanando poco a poco el camino para la legitimación de la práctica médico-quirúrgica.

Referente a la enseñanza de las ciencias médicas, el artículo 27 de dicho plan establece: "la facultad de medicina comprenderá la Anatomía: Fisiología: Higiene: Partos y operaciones: Afectos venereos: enfermedades de mujeres y niños con la explicacion de la parte medica y quirurgica: Patología general interna y externa, y rudimentos de la medicina legal".[102] Las disciplinas comprendidas en el plan para el estudio de la medicina se asemejan a las mencionadas en la "Proposicion de un proyecto de ley para estudiar la medicina y la cirugía", de 1826, añadiendo a la lista los rudimentos de la medicina legal. Se hace notar que el plan contiene la explicación de la parte quirúrgica en las enfermedades, así como la instrucción en la patología externa, estableciendo un vínculo entre disciplinas e indicando una visión que relaciona las enfermedades con el estado físico de los órganos.

Además de estos esfuerzos por elaborar un plan de estudios, en los documentos que forman el repaso histórico de la educación pública en Puebla, realizado por Salvador Cruz,[103] resaltan en materia de legislación, en 1828, las siguientes disposiciones del Congreso: sobre la jurisdicción del Jardín botánico, que fue encargado "al sujeto que por su instruccion y probidad nombre el gobierno, oyendo el informe de la academia medico-quirúrgica";[104] una modificación para los exámenes de farmacéuticos, quienes verían cerradas sus boticas de no presentarse a examen en el término de 15 días después de la publicación del arreglo;[105] y la reglamentación de la asistencia de las parteras a las cátedras ofrecidas por la Academia. Asuntos que permiten ver que la profesionalización de las ciencias médicas y su sujeción a los órganos de gobierno no se limitaba a

[102] *Ibid.*, ff. 225 y 225 vta., pp. 9 y 10.

[103] Cruz, Salvador, *Historia de la educación pública en Puebla 1790-1982*, Puebla, BUAP, Editorial Nuestra República, 1995, t. I, pp. 119-123.

[104] "Núm. 172. Disposiciones sobre el Jardín botánico de la Capital", en *Colección Completa de las leyes. Decretos y órdenes ó acuerdos legislativos mas importantes del Estado de Puebla, desde la primera época que la nación adoptó el sistema federal republicano hasta nuestros días. Este tomo comprende las que expidió el Congreso constitucional en los años 1826, 1827 y 1828*, t. II, edición de *El Observador Judicial*, Tipografía Olmos y Contreras, 1894, p. 140, 24 de enero de 1828. BACEP.

[105] *Ibid.*, "Núm.178 Arreglo de los exámenes de farmacéuticos", p. 149, 13 de febrero de 1828.

regular los ejercicios de la medicina y la cirugía, sino que era extensiva a todos los ámbitos de las disciplinas médicas.

Las medidas y los planes de estudio que anunciaban la unión de la medicina y la cirugía en el plano legislativo del estado de Puebla alcanzaron un punto culminante en el año de 1829, dada la transición del Primero al Segundo Congreso Constitucional del Estado. La legislatura instalada en enero de ese año discutía la formación de un plan de estudios para reglamentar la educación pública en Puebla, hallándose entre los artículos que propuso la comisión de instrucción el siguiente: "la medicina y cirugía se enseñarán unidas como partes de una misma ciencia".[106] La propuesta se basó en la idea de que la visión que se tuvo sobre la medicina y la cirugía como ciencias distintas estaba ya superada, y, en razón de ello, en las naciones cultas se miraba "ála cirujia y la medicina como una sola ciencia que progresa y se perfecciona por medio de las operaciones quirurgicas y las observaciones medicas".[107] La unión de la medicina y la cirugía significó —según el juicio de la comisión de instrucción del Congreso— la desaparición de rivalidades entre facultativos, que eran funestas para los mismos y "perniciosas para la humanidad paciente".[108]

Para que la unión entre medicina y cirugía tuviese lugar, más que proponer algo nuevo, las palabras de la comisión hablan de la restitución de la medicina a su "primitivo estado": "asi pues restituir ála medicina ásu primitivo estado será el modo mas á proposito de facilitar buenos medicos y cirujanos y quitar el f[g]ermen de discordia entre profesores de una misma facultad".[109] El fragmento refleja una postura semejante a la expuesta en la *Memoria* de Pedro Calderón, en la que se exponen algunas concepciones médicas de los pueblos más antiguos de la historia (egipcios, griegos, hebreos, etc.) en las que era claro que el ejercicio de lo que se denominó más tarde como cirugía era parte de la misma medicina.

Una postura que dificultó la comprensión del artículo mediante el cual se deseaba aclarar la relación entre medicina y cirugía como partes de una sola ciencia, fue la del diputado Rodríguez, quien el 11 de abril de 1829 expuso que "si enel estudio delas teorias eran hermanables los

[106] *Actas del Honorable Congreso de Puebla*, sesión del 11 de abril de 1829, s/folio. BPP, Manuscritos, abril a julio de 1829, t. 42548.
[107] *Loc. cit.*
[108] *Loc. cit.*
[109] *Loc. cit.*

trabajos [de la medicina y la cirugía] no asi enel dela practica que pide dedicacion esclusiva a cada uno de estos ramos de la medicina por la diversidad y divergencia de las operaciones".[110]

La respuesta se dio dos días después, cuando los diputados consideraron correcta y oportuna la redacción del artículo, no obstante la inconformidad del diputado Rodríguez.

El diputado José María Callejo argumentó "no ser el sentido del artículo que el estudio dela practica de la medicina y cirujia se hiciera simultaneamente, porque es en verdad imposible, si no que estos dos ramos deuna misma ciencia nose enseñaran como si fueran ciencias enteramente distintas y sin dependencia alguna";[111] y por otro lado, el diputado Carlos García y Arriaga opinó que aquello que el artículo buscaba era reconocer a la medicina y a la cirugía como una misma ciencia médica, donde la cirugía cuida de las enfermedades externas y la medicina de las internas.[112] Así, las medidas propuestas por los congresistas no impedían que un facultativo se especializara en cualquiera de las dos ramas médicas, sino buscaban que cualquier alumno formado en el Colegio del Estado tuviera conocimientos de medicina y cirugía, lo cual avalaría su ejercicio en casos que requirieran de los conocimientos tanto en una como en otra. Con tales aclaraciones quedaron satisfechas las posturas que al principio se opusieron a la redacción del artículo; mas, el éxito de la conjunción de medicina con cirugía, como ejercicios de un mismo facultativo, dependería en gran medida de las cátedras que se impartirían en el Colegio del Estado.

Una vez aceptada la redacción del artículo, los legisladores propusieron el establecimiento de tres cátedras para la facultad de medicina: "una en el hospital de San Pedro, de Anatomía, y operaciones, y dos en el Colegio del Estado, una que enseñe la fisiología é higiene, y en otra la patología clínica, y terapéutica, dándose en ambas noticias dela medicina legal".[113] Tales cátedras se basaron en la idea de que el correcto ejercicio de la medicina se conseguiría

[110] *Loc. cit.*

[111] *Actas del Honorable Congreso de Puebla*, sesión del 13 de abril de 1829, s/folio. BPP, Manuscritos, abril a julio de 1829, t. 42548.

[112] *Loc. cit.*

[113] *Loc. cit.*

> enseñando primero prácticamente la estructura del cuerpo humano por medio delas disecciones anatómicas enel hospital donde hay todo el aparato y las mejores proporciones para aprender bien la anatomía. Adquiridos estos conocimientos ya se pueden poseer los dela fisiología e higiene, que consisten en saber las funciones de todas las partes que constituyen el cuerpo en estado de salud, y los medios de conservar el equilibrio delas fuerzas vitales con el ejercicio delos órganos. Después se puede estudiar la patología, para saber calificar las enfermedades, la clínica y la terapéutica, para saber observarlas y curarlas.[114]

Las únicas objeciones hechas a la propuesta del Congreso fueron emitidas por el diputado García, quien consideró que "tres catedras no son suficientes para dar todos los conocimientos elementales requeridos para formar un medico";[115] por ello, replanteó la redacción del artículo sobre las cátedras en los siguientes términos:

> se establecerán ála mayor posible brevedad cuatro catedras: una enel hospital de San Pedro, de disecciones y clínica interna y esterna: y tres enel Colegio del Estado, una en quese enseñara la fisiología y anatomía é higiene, otra de patología y terapéutica: y otra de materia medica, obstetrisia y medicina legal.[116]

El establecimiento de la cátedra de disecciones en el nosocomio de San Pedro fue justificado por el legislador García, quien señaló la utilidad que reportaría a las generaciones de médicos preparados en la disciplina quirúrgica por la realización de disecciones en una institución que albergaba a enfermos de tan distinta índole.

> La catedra de disecciones enseñará la anatomía practica, y aprendiendose esta enel hospital, será mas asequible quese aprenda igualmente la clínica ya esterna ya interna, porque en aquella casa se reunen enfermos de todas clases y el cursante de medicina tendría ocasiones de observar ála cabeza

[114] *Loc. cit.*
[115] *Loc. cit.*
[116] *Loc. cit.*

delos enfermos las enfermedades de que adolecen y el modo de centralizarlas.[117]

La redacción del artículo sobre las cátedras fue aceptada tal como la propuso el diputado García.

Con el reconocimiento jurídico de la relación entre cirugía y medicina como partes integrantes de una misma profesión y el establecimiento de las cátedras médicas en el Colegio del Estado y en el Hospital de San Pedro, el cursante podría asistir al nosocomio para realizar sus observaciones clínicas de medicina interna y externa, sin importar cuál fuera la parte de la ciencia médica en la que llegara a especializarse. Dicha apertura pudo ser uno de los factores decisivos para que los facultativos en cirugía tuvieran una mayor libertad de ejercer en los espacios de dicho hospital. Los artículos analizados por los miembros del Congreso pasaron a formar el "Plan de estudios para el Estado libre y soberano de Puebla", decretado por su Segundo Congreso Constitucional el 10 de septiembre de 1829, firmado por el gobernador Patricio Furlong, miembro honorario de la Academia Medico-Chirurgica,[118] cuya actividad como diputado resaltó en las sesiones del Congreso por su participación en las discusiones sobre la legislación[119] y apoyo a las ciencias médicas.[120] Furlong se desempeñó como gobernador del Estado durante 1829, y en su gobierno "procuro promover el aumento de las artes";[121] además, fortaleció la presencia de la milicia cívica, de la que fuera inspector en 1827.[122]

El plan firmado por Furlong consta de una estructura idéntica a la del plan de enseñanza pública propuesto por el Congreso del Estado en 1828,

117 Actas del Honorable Congreso de Puebla, sesión del 13 de abril de 1829, s/folio. BPP, Manuscritos, abril a julio de 1829, t. 42548.

118 *El Caduceo*, "Suplemento al número 46", miércoles 15 de febrero de 1826, t. VIII, p. 186. BPP, t. 32549.

119 En el caso de los exámenes de cirugía de Sierra y de Arriaga, Furlong afirmó que la participación del gobernador en la selección de sinodales y la expedición de títulos debía llevarse a cabo hasta que no se creara una legislación respectiva. *El Caduceo de Puebla*, núm. 56, t. IV, pp. 273-275, viernes 25 de febrero de 1825. H. Congreso del Estado libre y soberano de Puebla, finaliza la sesión del 7 de febrero de 1825. BPP, t. 32545.

120 Cuando a la Academia Medico-Chirurgica se le entregaron 500 pesos para la compra de libros, Patricio Furlong fue de la opinión que los libros se adquirieran en el extranjero, dada la escasez de tales obras en la nación. *El Caduceo de Puebla*, núm. 41, t. VIII, p. 162, viernes 10 de febrero de 1826, H. Congreso del Estado de Puebla, sesión del 13 de enero de 1826. BPP, t. 32549.

121 Leicht, Hugo, *op. cit.*, p. 165.

122 *Loc. cit.*

en cuanto a la división entre primera, segunda y tercera enseñanza. Acerca de la enseñanza en la facultad de medicina, la comisión del Congreso estableció en el artículo 29° de la sección 4 que la cirugía y la medicina se enseñarían unidas como parte de una misma actividad; mientras el artículo 30° (reformulado por el diputado García) se refirió a las cátedras. La redacción de estos artículos quizá fomentó la aceptación del facultativo en medicina y cirugía en la sociedad del Estado.

Las cátedras que habrían de regir los estudios médicos, de acuerdo con los legisladores, fueron cuatro: "una de disecciones y clínica interna y externa, en el Hospital de San Pedro, tres en el Colegio del Estado; una en que se enseñe fisiología, anatomía descriptiva e higiene: la segunda la patología y terapéutica: y la tercera de materia médica, obstetricia y medicina legal".[123]

Existe una clara línea entre las cátedras comprendidas en los planes de estudio enlistados, en los cuales figuran temas plenamente relacionados con la medicina fisiológica francesa —que ocupaba gran parte de los debates en las sesiones de la Academia Medico-Chirurgica— cuyos exponentes más representativos (Magendie, Orfila, Broussais, entre otros) son mencionados por Pedro Calderón en su *Memoria*. Este plan de instrucción pública fue el primero en contener íntegramente la lista de estudios que Pedro Calderón menciona en su obra como necesarios para el ejercicio correcto de la cirugía (anatomía, fisiología, patología y terapéutica).

[123] "Plan de estudios para el Estado libre y soberano de Puebla, decretado por su Segundo Congreso Constitucional en 10 de septiembre de 1829". BHJML, Fondo Antiguo, Escuela de Medicina del Estado de Puebla, caja 24, exp. 53, ff. 16 vta. y 17.

4
La medicina quirúrgica como pilar de la estructura sanitaria en Puebla, 1831-1832

4.1 *Una propuesta de ley desde la Academia Medico-Chirurgica*

El 15 de junio de 1830, los miembros del ayuntamiento poblano —con el fin de regular el ejercicio médico en la ciudad— mandaron se preguntase a la Academia Medico-Chirurgica si los facultativos en medicina y cirugía asistían regularmente al establecimiento y, de no ser así, se pidiera al socio presidente exhortar a los médicos y cirujanos para que asistieran.[1] En respuesta, Mariano Escalante, entonces presidente de la Academia Medico-Chirurgica, dio cuenta al prefecto poblano de la escasa asistencia de los facultativos a las sesiones, dado que no era obligatorio para los socios acudir ni participar en todos los trabajos académicos; además, le hizo saber de la precaria situación por la que atravesaba la institución, agregando que "la existencia de la Academia es casi negativa, que si no termina se mantendrá estacionaria mientras no se aprueben los arbitrios que tienen propuestos para su sostenimiento".[2]

Ante tan lamentable situación, en septiembre de 1830, algunos miembros de la Academia Medico-Chirurgica prepararon un proyecto de ley para el arreglo del ejercicio y estudio de las ciencias médicas en el Estado, lo cual probablemente sucedió buscando la atención del poder legislativo, para conseguir así los arbitrios necesarios y mejorar su situación. Éste fue el primer intento en el periodo independiente para estructurar una legislación estatal que abarcara al ejercicio de las ciencias médicas, no sólo en un plano académico, sino como la base de una institución de servicio

[1] "Que se averigue si los Médicos y Cirujanos asisten á la Academia. Junio 15 de 1830" e "Informe sobre lo anterior. Agosto 15 de 1830". De la Fuente, Jesús, *op. cit.*, p. 82.

[2] *Loc. cit.*

público.[3] Dicho documento se firmó el 8 de septiembre y fue producto de los esfuerzos de una comisión integrada por los señores Manuel Sayas, Pedro Calderón y José María Marín,[4] siendo los dos primeros socios de número de la Academia Medico-Chirurgica, y el tercero diputado y socio honorario de la misma.

El proyecto se inscribió dentro de los intentos institucionales para impulsar la instrucción pública; así se constata en las primeras líneas del documento, donde los autores consideran que el proyecto era necesario para la regeneración civil, y a la vez una consecuencia de los beneficios del sistema liberal:

> Nada es mas digno y honroso al Govierno del Estado de una Nacion que se avanza rápidamente enla civilizacion y que se esfuerza á nivelarse con las primeras dela Europa, que ocuparse en adelantar la instruccion pública en un ramo en quese hallan comprometidos los mas caros intereses personales, y que siempre brilla mas y se haya menos protegido [...] plantar en este estado un sistema de educacion Medica y de arreglo enel ejercicio dela Medicina es un adelanto en nuestra regeneracion civil, fruto dela benefica influencia del sistema liberal.[5]

En la exposición que antecede a los artículos del proyecto, que a todas luces procuró congraciarse con la opinión del renovado gobierno federal, se señalan como algunos de sus afanes principales: remplazar al Protomedicato y al estudio gótico de la Universidad (en la parte médica); así como procurar el cuidado del Hospital de San Pedro mediante "el establecimiento deun cuerpo medico circunscrito ensus facultades á una simple inspeccion",[6] que actuara como un órgano de gobierno, recibiendo de las autoridades gubernamentales "la ilustracion y la buena direccion que en su origen de necesidad le habria de faltar".[7]

[3] El antecedente más cercano, de un intento semejante, es el *Reglamento de la Junta de Sanidad de la Puebla de los Ángeles en Nueva España*, de 1820.

[4] El licenciado y diputado José Mariano Marín fue miembro honorario de la Academia Medico-Chirurgica a partir de 1826. *El Caduceo de Puebla*, t. VIII, Suplemento al núm. 46 del miércoles 15 de febrero de 1826, p. 187. BPP, t. 32549.

[5] *Proyecto de Ley para el arreglo del Ejercicio y estudio delas ciencias Medicas en el Estado de Puebla. Año de 1830.* BHJML, Fondo Antiguo, Escuela de Medicina del Estado de Puebla, caja 24, exp. 53, f. 1.

[6] *Loc. cit.*

[7] *Loc. cit.*

En su primer artículo, el proyecto dice: "Todos los individuos que ejersan qualquier ramo de Medicina, formarán el Cuerpo Medico del Estado"[8] mediante su previa matriculación. El organismo, de acuerdo con el artículo 2° del proyecto, estaría encabezado por el Supremo Consejo de Sanidad, compuesto a su vez "de tres profesores de Medicina-quirurgica; un farmaceutico y un Escribano publico para la autorizacion de sus actos",[9] todos los cuales serían nombrados por el gobernador del Estado, con la previa proposición del consejo de gobierno.

El artículo respectivo a la conformación del Supremo Consejo de Sanidad parece dar por sentada la existencia de los profesionales en la medicina quirúrgica, no obstante la relativa juventud de los esfuerzos por adecuar las legislaciones de tal profesión. La cita de tales profesionales en el artículo del proyecto puede interpretarse como una presión de la comisión que redactó el documento (todos ellos miembros de la Academia Medico-Chirurgica) buscando su inserción en lo que significaba la reglamentación más amplia del ejercicio de las ciencias médicas en el estado de Puebla; o quizá sólo fue una veta de ímpetu en el ánimo de la comisión, que manifestaba su defensa de los ideales de la Academia, lo cual sería visible también en el artículo 37°, que dice: "[El Consejo] exitará por todos los medios posibles á los Profesores al estudio en sociedades para mayor instruccion y decoro de la facultad".[10]

Más allá de la presencia del médico quirúrgico en el cuerpo legal, los primeros artículos del proyecto responden a la necesidad de una institución cuya cabeza fuera el gobernador, a fin de controlar el ejercicio de las ciencias médicas en el Estado, tanto en los hospitales y calles de Puebla, como en las aulas. Haciendo de la medicina un circuito cerrado, donde el pueblo no podría concebir la posibilidad de contar con servicios médicos sino acercándose a los espacios controlados por el gobierno.

El dominio absoluto del ejercicio de las ciencias médicas lo portaría el Supremo Consejo de Sanidad, no sólo a través de la matriculación y la certificación de todos los facultativos del área (incluidos farmacéuticos, dentistas, oculistas, flebotomianos y obstetrices), sino también mediante la prohibición de "cualquier droga desconocida, estranjera o indigena

[8] *Ibid.*, f. 3.
[9] *Loc. cit.*
[10] *Ibid.*, f. 5 vta.

con qualquier recomendación o titulo",[11] es decir, controlando el saber de los métodos terapéuticos, obstaculizando aún más las prácticas de los curanderos y aficionados que se atribuyeran el oficio de curar.

El proyecto se preció por haber sido constituido, en su parte académica, con base en la consulta hecha a profesores de las ciencias médicas, proponiéndose para la facultad de medicina seis cátedras en el orden siguiente: "1ª de Anatomia. 2ª de Operaciones y Partos. 3ª de Fisiología y patología interna y esterna. 4ª Terapeutica. 5ª Higiene y medicina legal. 6ª Clinica Medica y Quirurgica",[12] de las cuales la primera y la segunda, así como la sexta, se enseñarían en San Pedro. Para la impartición de las seis asignaturas se planteó realizar "una convocatoria por el Gobierno a todos los Profesores del estado y fuera de el, y estranjeros que tengan autorizacion legal para ejercer la facultad".[13]

Para obtener una idea acerca de la necesidad de una legislación de tal magnitud, cabe notar que se necesitaban facultativos de ciencias médicas para regular otros campos del orden público del Estado (no estrictamente sanitario), como el judicial. Así lo refleja la discusión suscitada el 5 de agosto en el Congreso poblano, con relación a un artículo referente a la ley sobre ladrones y rateros, que decía: "Los agresores de heridas leves seran tambien juzgados conforme a esta ley esperandose el ecsito de la herida (cuya calificacion harán dos peritos) para la imposicion de la pena y computandoles el tiempo de su prision".[14]

Una de las dificultades para que prosperara el artículo era la supuesta falta de peritos que evaluaran las heridas; no obstante, los congresistas Juan González Cabofranco, José Mariano Rivadeneyra y Vicente Cajigas objetaron la observación argumentando "que lo que faltaba enlos pueblos eran facultativos ó cirujanos ecsaminados, pero no peritos á los que por otro nombre llamaban curanderos".[15] La opinión permite observar que el gobierno tenía que valerse en ocasiones de los peritos en el arte de curar por no contar con facultativos certificados, lo cual podía poner en entredicho la calidad del ejercicio.

[11] *Ibid.*, f. 4 vta.
[12] *Ibid.*, f. 5 vta.
[13] *Ibid.*, f. 8.
[14] *Actas del Congreso del Estado*, sesión del 5 de agosto de 1830. BPP, Manuscritos, de agosto a octubre de 1830, s/folio, t. 42552.
[15] *Loc. cit.*

4.2 Primera ley estatal "Sobre el arreglo del ejercicio y estudio de la medicina", de 1831 y su reglamentación en 1832

Si bien el proyecto firmado el 8 de septiembre de 1830 por los socios de la Academia, con sus 104 artículos, no se menciona explícitamente en las actas del Congreso, en la sesión del 25 de septiembre se dio cuenta de la recepción de un proyecto de ley para el arreglo del ejercicio y estudio de las ciencias medicas[16] que venía junto con otros oficios enviados por el gobernador. Puede suponerse que el documento fue el mismo redactado por los tres miembros de la Academia Medico-Chirurgica algunos días antes, y probablemente hizo ver a los diputados la necesidad de una legislación semejante, pues para el día 12 de octubre se dio a conocer un proyecto de ley presentado por el gobierno para el arreglo del estudio y ejercicio de las ciencias médicas.[17]

Uno de los miembros más destacados de la Academia Medico-Chirurgica, el cirujano Mariano Rivadeneyra, quien entonces pertenecía al Congreso estatal, llegó a formar parte de la comisión de instrucción el 30 de septiembre (sustituyendo a José María Oller), específicamente para dar forma al proyecto,[18] cuyos puntos comenzaron a ser analizados por los diputados a partir del 16 de octubre.[19]

A partir de tales inquietudes, la comisión de instrucción del Congreso estatal (instalado en mayo de 1830) elaboró un reglamento que contenía 12 artículos, los cuales fueron expuestos y defendidos, en su mayoría, por Mariano Rivadeneyra. En el reglamento se proponía el establecimiento de dos cátedras en el Hospital de San Pedro: una de anatomía y otra de operaciones y partos,[20] así como la instalación de una "junta compuesta de tres profesores que tengan titulo de aprobacion, ya sean medicos, ya cirujanos; y de dos farmaceuticos",[21] junta que habría de velar por el cumplimiento de los artículos de la ley, entre los cuales pueden resaltarse el

[16] *Ibid.*, sesión del 25 de septiembre de 1830.
[17] *Ibid.*, sesión del 12 de octubre de 1830.
[18] *Ibid.*, sesión del 30 de septiembre de 1830.
[19] *Ibid.*, sesión del 16 de octubre de 1830.
[20] "Art. 1° Los fondos destinados al jardín botanico se aplican al establecimiento de las catedras de medicina, que se abrirán en el hospital de S. Pedro". "Art. 2° Estas (las catedras) seran: 1ª de anatomia: 2ª de operaciones y partos." *Actas del Congreso del Estado*, sesiones del 16 y del 19 de octubre de 1830. BPP, Manuscritos, de agosto a octubre de 1830, s/folio, t. 42552.
[21] *Ibid.*, sesión del 19 de octubre de 1830.

9º ("Se prohibe el ejercicio de la medicina á todo el que carezca de titulo de aprobacion")[22] y el 10º ("En lo sucesivo ninguno será ecsaminado aisladamente de medicina o cirugia: el ecsamen debera hacerse sobre los dos ramos de la ciencia: y el titulo de aprobacion espresará que el profesor es medico-quirurgico");[23] ambos tienen similitud con lo expresado en el proyecto firmado por los miembros de la Academia el 8 septiembre, en cuanto al fin de establecer un órgano en comunión con el gobierno del Estado para normar el ejercicio de la medicina e impulsar una profesión capaz de sustituir el ejercicio de la práctica médica tal como se realizaba en la Colonia.

Una vez aprobada la propuesta por los diputados, fue sometida a la opinión del gobernador y sus oradores (consejero municipal José Maria Luciano Becerra y el cirujano Manuel Ortiz),[24] dando éstos su aprobación el 29 de octubre de 1830, dos días antes de concluir las sesiones ordinarias del Congreso estatal.

La tercera legislatura del Estado, instalada en enero de 1831, se opuso a la sanción del Congreso anterior sobre la apertura de las dos cátedras en el hospital de San Pedro, por considerar que sus antecesores realizaron simultáneamente la votación de dos asuntos diferentes a partir de una exposición general,[25] con lo cual se invalidaron también los 12 artículos expuestos para el arreglo de las ciencias médicas, por haber sido dependientes de la discusión referente a las dos cátedras; sin embargo, se mandó revisar todos los puntos a fin de establecer las cátedras de medicina.

La decisión antecedió a una acalorada discusión propiciada por las dificultades implícitas en la aplicación del proyecto de enseñanza pública de 1829. El 14 de enero de 1831, José Manuel Couto, consejero municipal, expuso ante los diputados los problemas en la observancia de dicho proyecto de ley, por las siguientes razones:

> tres cosas especialmente resisten su observancia, siendo una la falta de dinero para sufragar los crecidos gastos que va á importar el establecimiento de muchas catedras y escuelas, con la dotacion de preceptores y profeso-

[22] *Ibid.*, sesión del 20 de octubre de 1830.

[23] *Loc. cit.*

[24] *Ibid.*, sesión del 29 de octubre de 1830.

[25] *Actas del Congreso del Estado*, sesión del 4 de enero de 1831. BPP, Manuscritos, de enero a marzo de 1831, s/folio, t. 42555.

> res que son indispensables en el sistema proyectado de enseñanza publica siendo la segunda la dificultad de hallar entre nosotros sujetos capaces del magisterio en todos ó en muchos de los ramos haciendose preciso traerlos de europa, y aumentar con eso los costos de la empresa, siendo la tercera la necesidad de introducir reformas, que producirán muchos descontentos, y causaran otra especie de empleados cesantes.[26]

Los diputados integrantes de la comisión de instrucción (José María Marín, Vicente Cajigas y José Cayetano Gallo) opinaron que, si bien las dificultades planteadas por el orador municipal eran válidas, se podía llevar a cabo la aplicación del proyecto, dando por supuesto "que las reformas no se han de hacer subitamente sino por grados".[27] La discusión se suspendió hasta el 28 del mismo mes, cuando se presentó nuevamente el orador Couto, a quien los diputados hicieron hincapié en la necesidad de reglamentar la educación pública en el Estado conforme a la ley firmada en 1829, excepto los apartados sobre la enseñanza en medicina, sobre los cuales estaba trabajando la comisión de instrucción. El diputado Gallo, refiriéndose específicamente a la importancia de la reglamentación de la enseñanza médica, comentó:

> Que el mismo decoro del gobierno ecsige la creacion de estudios medicos, porque está á su cargo el cuidado de la salud publica, y se está mirando con dolor, que se presentan á curar enfermedades algunos sujetos que ignoran aun los principios mas comunes de la ciencia: que el mismo gobierno impulsado de los gravisimos males que trae ála humanidad la falta de educación medica, inició un proyecto para el establecimiento de catedras de medicina que la comisión esta revisando: y por lo tanto es estraño que pida la suspension de una ley que vá á dar las bases para los reglamentos indispensables.[28]

Con base en tales y otras razones, el decreto que ordenaba mantener vigente el plan de estudios de 1829 quedó aprobado,[29] lo cual sirvió de acicate para que la comisión trabajase arduamente en las medidas oportu-

[26] *Ibid.*, sesión del 14 de enero de 1831.
[27] *Loc. cit.*
[28] *Ibid.*, sesión del 28 de enero de 1831.
[29] *Loc. cit.*

nas para que, especialmente en la parte médica, la ley se complementara y resultara eficaz. El 12 de febrero comenzaron a discutirse los artículos de la propuesta que la comisión de instrucción preparó sobre la enseñanza y el arreglo de la medicina en el Estado; el mismo día fueron aprobados sin objeciones los primeros cuatro artículos propuestos (que hablan sobre la prohibición del ejercicio de las ciencias médicas para los que no estuviesen autorizados por un diploma expedido por las instituciones facultadas por el gobierno) y el de la matriculación de los profesores en el área de medicina, misma que habrían de realizar las autoridades locales.[30]

El artículo 5°, que dicta: "Los profesores de medicina que quisieren sér autorizados para ejercer la cirujia, ó los de cirujia la medicina, deberán á mas tardar dentro de dos años sujetarse á ecsamen ante la dirección, quedando entretanto suspensos los que pasado ese termino no se hubiesen presentado",[31] dio lugar a que el diputado Ruiz argumentara respecto de la unión entre cirugía y medicina como partes de una sola ciencia, mostrando que las opiniones relativas a las ventajas de la medicina quirúrgica que habían movilizado los proyectos desarrollados por las legislaturas anteriores no iban en desmedro.[32]

Cuando los artículos correspondientes a la distribución de las cátedras comenzaron a ser discutidos, los legisladores pidieron la presencia de un consejero médico o cirujano asignado por el gobernador, para que los ilustrase sobre las materias analizadas. El enviado fue el cirujano Ma-

[30] 1° "Bajo las penas que establece esta ley se prohibe en el Estado el ejercicio dela medicina, cirujia y demas ramos aun los de flebotomia y obstetricia, sin autorizacion espresa del gobierno" [...] 2° "Este autorizará solamente álos que habiendo cursado conforme á esta ley fueren ecsaminados y aprobados para el efeto; y á los profesores nacionales ó estrangeros que lo acreditaren con diploma de autoridad competente é identificaren su persona ante la dirección desanidad" [...] 3° que dice: "Los médicos, cirujanos, dentistas y oculistas avecindados actualmente en el Estado y que tengan diplóma de autoridad competente, continuarán ejerciendo su profesion sugetandose álo prevenido en esta ley." [...] 4° "Los prefectos y subprefectos abrirán dentro dedos meses en sus respectivos departamentos y partidos, una matricula delos profesores que se hallen en ellos: sentaran al calce delos diplomas, dichas autoridades y enlos demas pueblos los alcaldes, constancia de quedar registrados enla matricula y la remitirán al gobierno luego quese concluya". *Ibid.*, sesión del 12 de febrero de 1831.

[31] *Ibid.*, sesión del 19 de febrero de 1831.

[32] "El señor Ruiz respondiendo que en sus principios no estaba tenér por dos facultades distintas la medicina y cirujia, no estuvo por que se privara desde ahora el ejercicio de una y otra álos que están recibidos en una sola, porque dijo que seria una especia de injusticia contrala posesion en que se hallan de curar en ambos ramos de una misma ciencia: posesion que tienen por una costumbre introducida á vista y paciencia del gobierno". *Loc. cit.*

nuel Sayas, miembro de la Academia Medico-Chirurgica, quien también había encabezado la redacción del "Proyecto para el arreglo del estudio y el ejercicio de las ciencias médicas", en septiembre de 1830;[33] poco después, a dicha tarea se unieron como consejeros los cirujanos Mariano Rivadeneyra y Manuel Zepeda, también miembros de la Academia.[34]

El resultado final de las discusiones registradas en las actas del Congreso, que van de enero a marzo, se refleja en la ley del 6 de junio de 1831, primera ley de la Puebla independiente que arregla la enseñanza y el ejercicio de todas las ramas médicas. En la ley, compuesta por 35 artículos, puede observarse un pensamiento favorable a la formación de un cuerpo profesional que en contacto con el gobierno trabajase conjuntamente con éste.

Así como el proyecto formado por los miembros de la Academia en 1830, la ley de 1831 plantea una certificación por parte del gobierno; al respecto, en el artículo 1° se lee: "Se prohibe en el Estado, bajo las penas que establece esta ley, el ejercicio de cualquier ramo de la ciencia medica, aun los de flebotomia y obstetricia, sin autorización espresa del Gobierno".[35] La medida implicó una estandarización en el ejercicio de la medicina, cuyos cánones ahora serían dictados desde los órganos certificados por el gobierno. Dentro de tales cánones estaba la unión entre medicina y cirugía en un solo facultativo, que aún necesitaba de vehículos a nivel legislativo para concretarse. Por ello, el artículo 4° de la ley dictó: "los profesores de medicina ó cirugía que quieran ser autorizados para ejercer el ramo en que no están aprobados, deberán sujetarse á ecsamen, á mas tardar dentro de dos años; quedando suspensos si pasado ese término no lo hubieren verificado".[36]

En caso de no obtener la certificación para ejercer la medicina mediante el órgano correspondiente, o de no realizar el examen para ejercer en el tiempo establecido, la práctica sería ilegítima y se aplicarían las penas estipuladas en el artículo 8° de la ley, el cual dice:

[33] *Ibid.*, sesión del 26 de febrero de 1831.
[34] *Ibid.*, sesión del 5 de marzo de 1831.
[35] "Sobre el arreglo del ejercicio y estudio de la medicina". *Colección de acuerdos y decretos espedidos por el primer congreso constitucional en sus últimas sesiones estraordinarias y por el segundo y tercero en los años de 1830 y 1831*, Puebla, Imprenta del Supremo Gobierno del Estado, dirigida por el C. José Mariano Grijalva, 1832, t. III, núm. 65, p. 78. BACEP, Leyes y decretos del Estado de Puebla, núm. loc.: 005-244.
[36] *Loc. cit.*

> A los que sin autorización del Gobierno ejercieren cualquier ramo de la facultad, se les castigará gubernativamente por la primera vez con una pena pecuniaria que no baje de diez pesos, ni ecseda de veinticinco: ó con la de doce hasta treinta dias de prision, doble por la segunda, y dos años de destierro de la comarca del pueblo por la tercera, previa formación de causa.[37]

En la lista de sanciones no hay diferencia en cuanto al tipo de castigo, y la diferencia jurídica entre médicos y cirujanos deja de existir; recuérdese que en el reglamento de la Junta de Sanidad de 1820 el médico que realizaba prácticas quirúrgicas era punible con una multa menor a la que le correspondía a un cirujano que realizara prácticas de la llamada medicina interna. Por su parte, el curandero, a quien la autoridad local —conforme al artículo 7°— habría de prohibir el ejercicio en las poblaciones en las que hubiera médico o cirujano autorizado por el gobierno,[38] estaba expuesto a ser penado por la ley, a menos de que obtuviera su certificado gubernamental, pese a las dificultades económicas o de transporte que esto implicara.

El examen para el ejercicio legal y la certificación del profesional correrían a cargo de la Dirección de Sanidad (órgano con funciones semejantes a las proyectadas en 1830 por los miembros de la Academia para el Supremo Consejo de Sanidad). La Dirección, según el artículo 27°, estaría conformada "de cinco individuos propietarios y dos suplentes. Los primeros serán dos profesores de farmacia, y mientras no hubiere medicoquirúrgicos, dos de medicina o uno de cirugía, ó al contrario; y los dos suplentes, uno farmacéutico y el otro médico ó cirujano".[39]

Así como se observó la igualdad en las sanciones al ejercicio no certificado y en las mezclas de las prácticas médicas en el artículo 8°, para la conformación de la Dirección de Sanidad se nota la misma semejanza entre los médicos y cirujanos, que ocuparían indistintamente las plazas en el cuerpo directivo, hasta que se formaran los médicos quirúrgicos. Los miembros de la Dirección serían nombrados, según el artículo 28° de la ley, "por el gobierno á propuesta de su consejo".[40]

[37] *Loc. cit.*
[38] *Loc. cit.*
[39] *Ibid.*, p. 80.
[40] *Loc. cit.*

La Dirección contaba entre sus atribuciones más importantes la de "espedir el correspondiente titulo a todos los que fueren ecsaminados y aprobados por ella",[41] sustituyendo la labor que había sido competencia del Protomedicato desde comienzos de la época colonial, y dando con ello un paso más en el distanciamiento de los reductos de las leyes españolas en el territorio mexicano.

También era tarea de la Dirección regular a los catedráticos que aspiraban a enseñar en la facultad de medicina; quienes estaban obligados a "acreditar ante la Dirección de sanidad su honradez; que han cursado gramática latina, lógica y física; y que tienen alguna inteligencia en la version del francés";[42] el último requisito manifiesta la importancia que tenía la medicina francesa en el contexto académico de Puebla. Una vez aprobados en estos rubros, los aspirantes se sometían a un examen teórico y otro práctico; de ser admitidos como profesores, según el juicio de la Dirección, debían presentar en cada periodo de estudios, con dos meses de anticipación, el método mediante el cual enseñarían su cátedra.[43]

Las cátedras que la ley estipuló para obtener el título en medicina quirúrgica fueron siete: "1ª Anatomía general y descriptiva. 2ª de operaciones y partos. 3ª de Fisiología e Higiene. 4ª de materia médica y medicina legal. 5ª de clínica médica y patología interna. 6ª de clínica quirúrgica y patología esterna. 7ª de Botánica",[44] las cuales se sostendrían con "los fondos destinados al jardín botánico. El déficit que resultare, se cubriría con los productos de los ramos de la lotería de San Felipe y San Pedro".[45] La lista de cátedras es la misma del proyecto de ley formado por los miembros de la Academia en 1830, a excepción de la terapéutica y añadiendo a ella la de botánica, siendo más numerosa que cualquiera aparecida en proyectos y planes de estudio para el Estado, de manera consecuente con el deseo de ampliar el conocimiento de cada facultativo que se formase en el Estado de Puebla.

A pesar del esfuerzo legislativo para regular el ejercicio de la medicina en el Estado, médicos y cirujanos no percibieron mejoría alguna en su propia situación ni en la de los hospitales, especialmente los depen-

[41] *Ibid.*, p. 81.
[42] *Ibid.*, p. 79.
[43] *Loc. cit.*
[44] *Loc. cit.*
[45] *Ibid.*, p. 81.

dientes de las órdenes religiosas. El 14 de noviembre de 1831, Mariano Caballero de Carranza registró la comparecencia de distintos facultativos en ciencias médicas ante el tribunal de la ciudad. Éstos expusieron las lamentables circunstancias en que se encontraban los hospitales de San Juan de Dios y San Roque, en los cuales se carecía de una botica para preparar los medicamentos, generalmente donados por la caridad de algunos farmacéuticos como Antonio Cal, José Ignacio Echeverría y Mariano Lara;[46] sumado a esto, se padecía la falta de enfermeros, lo que impedía llevar a cabo las tareas propias de una enfermería, "cuales son curar, alimentar y limpiar".[47]

La demanda al gobierno estatal consistió en solicitar los fondos necesarios para establecer en los nosocomios un ejercicio digno de la "verdadera medicina",[48] ya que en ocasiones estaban obligados a turnarse para asistir gratuitamente a los enfermos. La petición se justificó argumentando la máxima: "que la salud del pueblo sea la suprema ley",[49] de acuerdo con la cual los fondos estatales tendrían como fin principal atender las contingencias sanitarias y el cuidado de los hospitales, antes que socorrer "destinos de muy menor interés".[50]

Es probable que dicha razón contribuyera a que el gobierno estatal aportara los medios administrativos suficientes para concretar y regular los puntos específicos de la ley del 6 de junio de 1831, para así resolver las demandas de los facultativos y la precaria situación en los hospitales; por ello elaboró el *Reglamento para el ejercicio y estudio de las ciencias médicas*, firmado por el entonces gobernador Juan José Andrade, el 28 de mayo de 1832.

El reglamento estableció, en sus 89 artículos, entre otros aspectos, los requisitos para examinarse en el ramo en el cual no estuvieran certificados los facultativos. La prueba constaría de tres etapas: un "catequismo sobre la teórica de todos los ramos"[51] que deseara certificar; una reseña que el aspirante debería presentar por escrito, sobre las condiciones

[46] AHMP, Expedientes de sanidad, vol. 79, f. 218 vta.
[47] *Ibid.*, f. 219.
[48] *Ibid.*, f. 219 vta.
[49] *Ibid.*, f. 220.
[50] *Ibid.*, f. 221.
[51] *Reglamento para el ejercicio y estudio de las ciencias médicas, decretado por el tercer Congreso Constitucional del Estado de Puebla en 28 de Mayo de 1832*, Imprenta del Gobierno, dirigida por el C. José Mariano Grijalva, p. 4. AHMP, Leyes y decretos, vol. 6, f. 92 vta.

patológicas de tres enfermos que el catedrático clínico interno o externo le presentaría (según el ramo en que se quisiera acreditar); y, por último, "un catequismo riguroso, asi del estado de los enfermos designados, como tambien de otros puntos de Materia médica, Terapéutica y Medicina legal".[52] El proceso para examinarse no muestra diferencia entre médicos que quisieran ejercer como cirujanos o cirujanos que quisieran ser también médicos, pues los exámenes sólo variaban en el contenido de los cuestionarios y las reseñas.

La calificación otorgada se debería a las deliberaciones secretas de los sinodales, y si el sustentante fuere aprobado se llevaría a cabo una sesión pública para que prestara el juramento siguiente:

> ¿Jurais a Dios Todopoderoso defender el misterio de la Inmaculada concepción de Maria Santísima: observar la constitución general y particular del Estado: usar bien, fiel y legalmente de vuestra profesión: guardar las leyes y reglamentos dados, ó que en adelante se dieren para el ejercicio de la medicina; y curar a los pobres sin estipendio?" "Responderá el candidato: Juro.[53]

En el juramento pueden distinguirse tres partes: la defensa del misterio mariano; la observancia a la legislación federal y estatal; y el apego a un ejercicio profesional acorde con los reglamentos decretados por las instancias gubernamentales. Los elementos muestran cómo se entrecruzaban en el discurso de las instituciones públicas las esferas de lo religioso, lo político y lo profesional, tal como acontecía, según se ha observado, en el desarrollo cotidiano de la dinámica social mexicana.

Los vínculos que enlazaban a la profesión médico-quirúrgica con las instituciones estatales se reflejan aún con mayor claridad en el artículo 18° del reglamento, donde se decreta que todo profesor de medicina estaba obligado:

> I. Á presentar su diploma al Prefecto o Sub-Prefecto del lugar en que ejerza su profesión, ó al Ayuntamiento donde no haya esos funcionarios.
> II. Á inscribir sobre el zaguán de su casa su nombre y el de la profesión que ejerce, en rotulo que se pondrá en tabla ú hoja de lata.

[52] *Loc. cit.*
[53] *Ibid.*, f. 93.

III. Á recetar bajo su firma y con fecha del dia, en idioma latino y usuable sin abreviaturas ni signos.
IV. Á amonestar en tiempo oportuno a todos los enfermos de peligro, con el fin de que se dispongan sacramental y temporalmente.
V. Á certificar en los casos de enfermedad que se pidan por interesado en el papel del sello tercero, y en el cuarto para los pobres.
VI. Á presentarse en la Direccion cuando por ella fuere llamado, y á desempeñar las comisiones que se le confieren respecto á su profesión, si no tuviere para ello excepción legítima, que calificará la misma Direccion.
VII. Á curar, bajo la pena de multa de cinco pesos por la primera vez, doble por la segunda y treinta por la tercera, á cualquier herido, á cuyo aucsilio fuere llamado, participando a la autoridad competente dentro de dos horas de haber tomado la primera sangre.
VIII. Á dar aviso á la Direccion en la capital, y fuera de ella á los Ayuntamientos respectivos, de cualquier epidemia que comience a notarse, según las observaciones que haga en los enfermos de su asistencia.[54]

El artículo hace hincapié en la cercanía que deben tener los facultativos con las autoridades del gobierno local, pero especialmente con la Dirección de Sanidad, órgano al cual se debían dirigir conforme ésta lo solicitase, pero también para dotarla de la información oportuna en caso de cualquier epidemia. Los elementos enumerados muestran, en primera instancia, que la equiparación legislativa entre médicos y cirujanos —con miras a la unión de los ejercicios de las dos profesiones en un facultativo— no se llevó a cabo solamente en cuanto a los requisitos para certificar el ejercicio y de las sanciones que restringían su práctica, sino que ambos facultativos debían regirse por las mismas obligaciones, con el fin de proyectar su ejercicio de manera uniforme a la sociedad, haciéndose presentes ante las autoridades locales exhibiendo sus diplomas, y mostrándose al pueblo en general mediante placas distintivas en sus domicilios.

Quedan expresadas en este artículo diversas relaciones de los facultativos en medicina y cirugía con otras instancias; como la religiosa, asentándose en la sección IV, del mismo artículo, la obligación de prevenir a los enfermos en peligro de muerte para que se preparen con los sacramentos administrados por la Iglesia (el viático y los santos óleos).

[54] *Ibid.*, ff. 93 vta. y 94.

En el reglamento de 1832 y en el proyecto de 1830, fueron reguladas otras ramas médicas, procurando que el ejercicio profesional no sobrepasara el límite correspondiente al de otras facultades, tales son los casos de la flebotomía y la obstetricia; por ejemplo, el artículo 26° sección V, obligaba a los flebotomianos a "abstenerse de sacar sangre sin boleto de facultativo, que exprese la parte y cantidad en que ha de extraerse";[55] en el mismo tenor, el artículo 32° sección IV, ordenaba a las parteras "manifestar en los partos difíciles la necesidad de que ecsista un profesor de Cirugia, é instar porque se llame".[56]

Los artículos hacen ver que, a pesar de haberse llegado a una legislación que mostraba equidad en las sanciones y en la formación de médicos y cirujanos, las jerarquías en las profesiones médicas permanecerían, obedeciendo las limitaciones en la instrucción de unos con respecto a otros, así como a la arraigada tradición que se veía ya en apuros, lo cual era constatable en el caso del flebotomiano, profesional distinto de los cirujanos y dentistas, aun cuando las delimitaciones de su deber podían confundirse en la práctica con las de éstos.

55 *Ibid.*, f. 94 vta.
56 *Ibid.*, f. 95.

5
Efectos colaterales de la profesionalización de la medicina quirúrgica sobre la flebotomía

5.1 Adaptación de los flebotomianos al desarrollo de las ciencias médicas en la Puebla de la Nueva España

El término flebotomiano deriva de la palabra flebotomía (*φλεβοτομία*), cuyo origen es griego y se constituye con las raíces *φλέ-ψ[phleb-o]/βός*, phlebos, que significa vena, y *τομία*-tomía, corte.[1] Durante la Colonia, los flebotomianos fueron hombres cuyo oficio estaba vinculado al de médicos y cirujanos, de quienes acataban sus prescripciones, realizando tratamientos externos que, en la mayoría de los casos, tuvieron como fin devolver la salud a quienes, se pensaba, la habían perdido por un desequilibrio de los humores contenidos en la sangre —flema, bilis negra, bilis amarilla y sangre—; su quehacer más común fue tratar las inflamaciones (lo cual indica que la gama de los padecimientos en los que participaban era amplia).

A grandes rasgos puede decirse que los flebotomianos eran quienes, en forma legal, realizaban sangrías mediante cortes en las venas, usando sanguijuelas que succionaban transdérmicamente la sangre, así como otras manipulaciones, y atendían diversos problemas relacionados con la funcionalidad y el bienestar de la boca. Su *praxis* la desempeñaban en nosocomios, iglesias, conventos, monasterios, cárceles y casas particulares.

[1] *Diccionario médico-biológico, histórico y etimológico*, España, Ediciones Universidad de Salamanca, Departamento de Sistemas de la Fundación General de la Universidad de Salamanca, 2007-2014. (DE, página de Internet consultada el 20 de octubre de 2013: dicciomed.eusal.es/palabra/flebotomia).

5.1.1 Legalización de la flebotomía en España

La ley española que rigió el ejercicio de la flebotomía en la Nueva España fue la pragmática expedida el 9 de abril de 1500,[2] en la ciudad de Segovia, por los reyes Isabel y Fernando de Castilla. El objetivo de dicha ley fue evitar los daños y abusos por parte de quienes ejercían dicho oficio sin tener autorización legal, por lo que su redacción consta de prohibiciones para evitar la práctica de la flebotomía sin la aprobación de los barberos mayores y examinadores, para la cual era necesario presentar un examen ante las autoridades señaladas. La pragmática dice:

> Mandamos, que los Barberos y Exáminadores mayores de aquí adelante no consientan ni den lugar, que ningun barbero ni otra persona alguna pueda poner tienda para sajar ni sangrar, ni echar sanguijuelas ni ventosas, ni sacar dientes ni muelas, sin ser exáminado primeramente por los dichos nuestros Barberos mayores personalmente so pena que qualquiera que usare de las cosas suso dichas, ó de qualquier dellas sin ser examinado, como dicho es, sea inhábil perpetuamente para usar del dicho oficio, y mas pague dos mil maravedísde pena para la nuestra Cámara y dos mil maravedís para los dichos nuestros Barbero mayores; y por el mismo hecho haya perdido y pierda la tienda que así tuviere puesta : pero que qualquiera que quisiere, pueda afeytar de navaja ó de tixera, sin ser examinado y sin su licencia: pero mandamos, que no pueda usar ni use del arte de la Flomotomía, ni sangrar ni sajar, ni sacar diente ni muela, sin ser examinado, como dicho es, so la dicha pena.[3]

[2] Ley emanada de competente autoridad, que se diferenciaba de los reales decretos y órdenes generales en las fórmulas de su publicación. *Diccionario de la Lengua Española*, Real Academia Española, Asociación de Academias de la Lengua Española, Edición del Tricentenario, 2014. (DE, página de Internet consultada el 20 de septiembre de 2016: dle.rae.es/?id=TtZ64Ru)

[3] *Novísima recopilación de las Leyes de España: dividida en XII libros: en que se reforma la Recopilacion publicada por el Señor Don FelipeII, en el año de 1567, reimpresa últimamente en el de 1775: Y se incorporan las pragmáticas, cédulas, decretos, órdenes y resoluciones Reales, y otras providencias no recopiladas y expedidas hasta el de 1804. Mandada formar por el Señor Don Carlos IV*, Madrid, 1805, t. IV, libro VIII, título XI, De los Médicos, Cirujanos y Barberos, ley VIII, "Don Fernando y Doña Isabel en Segovia por pragm. de 9 de abril de 1500, Exámen de los barberos; y pena de los que sin este requisito pusieren tienda para sangrar, y hacer las demas operaciones que se expresan", p. 89.

La medida prohibitiva puede interpretarse teniendo en cuenta que, además del argumento de la preocupación por el daño que el ejercicio de barberos y flebotomianos no certificados pudiera acarrear a la salud pública, existieron otros motivos para su aplicación, como el beneficio económico para las instituciones, que se observa al considerar las penas impuestas en contra de los infractores de la ley, las cuales se convertían en aportaciones económicas para los funcionarios encargados de los exámenes.

5.1.2 El papel de los barberos y examinadores mayores

Los barberos y examinadores mayores, a los que se refiere la pragmática,[4] fueron títulos o nombramientos dados por la Corona a partir de 1475 a algunos miembros del órgano de control sanitario español,[5] que se sumaron a la administración pública como parte del proceso de institucionalización impulsado por la Corona de Castilla.

A pesar del nombramiento, el conjunto de barberos y examinadores mayores fue excluido del grupo de profesiones médicas que iniciaron su labor en forma colegiada, mediante la real cédula del 30 de marzo de 1477,[6]

[4] Se trata de Rodrigo del Lunar y Pascual Palacio, a quienes los reyes de Castilla, nombraron en forma individual en 1475, en los meses de enero y abril respectivamente. Archivo General de Simancas (en adelante AGS), Registro General del Sello (en adelante RGS), catálogo XIII, vol. I: documento 45, f. 44; documento 433, f. 387. En 1494 el rey Fernando el Católico ratificó el nombramiento de "Francisco Palacio para que seades mi barvero maior e alcalde e esaminador maior de todos los barveros e flemotomianos". Ávila Seoane, Nicolas, *Una ojeada curiosa al Registro General del Sello (documentos sobre cristianos y musulmanes durante el reinado de Isabel la Católica)*, Madrid, Universidad Complutense, Documenta & Instrumenta, núm. 5, 2007, p. 23 (DE, página de Internet consultada el 13 de abril de 2014: https://dialnet.unirioja.es/servlet/autor?codigo=733290).

[5] Al que pertenecían también quienes llevaban el título de alcalde y examinador mayor, para todos los físicos, cirujanos, ensalmadores, boticarios, especieros y herbolarios (de mayor relevancia que el de barbero mayor) y fueron confirmados en la real cédula del 30 de marzo de 1477, la cual detalló sus funciones y les otorgó jurisdicción criminal y jurídica. Algunas cartas de nombramiento de alcaldes mayores y examinadores, hechas por los Reyes Católicos, muestran que estos nombramientos son anteriores a su reinado. AGS-RGS, catálogo XIII, vol. 1, documento 39, f. 19, 22 de diciembre de 1474; documento 449, f. 425, 24 de abril de 1475; documento 547, f. 537, 15 de julio de 1475.

[6] AGS-RGS, catálogo XIII, vol. 1, documento 2138, ff. 179-180; *Novisima Recopilacion de las Leyes de España. Dividida en XII libros. En que se reforma la Recopilacion publicada por el Señor Don Felipe II, en el año de 1567, reimpresa últimamente en 1775: Y se incorporan las pragmáticas, cédulas, decretos, órdenes y resoluciones Reales, y otras providencias no recopiladas, y expedidas hasta 1804. Mandada formar por Carlos IV*, Madrid, 1805, libro VIII, título. X, ley I, pp. 73, 74.

"primera ley básica que regula al Real Tribunal del Protomedicato".[7] El cargo de barbero mayor y sus funciones (examinar a todos los barberos, hacer nombramientos de alcaldes examinadores de barberos en ciudades, villas y localidades del reino, y llamar, emplazar, prender o prendar en caso de incumplimiento a lo regulado en las leyes) fueron ratificadas el 2 de octubre de 1477,[8] pero procedían (como se había establecido en marzo de ese año) como órganos judiciales individuales.[9] Así se reafirmó cuando se dictó la pragmática de 1500, la cual contiene una cláusula que reitera dicho punto, pues les exige realizar su labor de manera personal:

> que no puedan poner ni pongan los dichos nuestros Barberos mayores por ellos Alcaldes en parte alguna, ni dar poder cosa de lo suso dicho, salvo que ellos por sus personas, y cada uno por sí lo puedan hacer, [...] que, quando algun barbero errare en su oficio, seyendo exáminado ó, no puedan haber informacion dello y denunciarlo á las nuestras Justicias donde lo tal acaesciere, para que los castiguen; y de las dichas penas pecunarias, en que incurrieren, den á los dichos nuestros Barberos mayores la mitad.[10]

Igualmente, su jurisdicción territorial se vio limitada a partir de la ley, imponiendo límites para su ejercicio en el reino de Castilla

> ... mandamos puedan llamar y emplazar dentro de las cinco leguas de nuestra Corte, y no fuera dellas, á los dichos barberos y oficiales, con tanto que no lo hagan por teniente, salvo por ellos mismos, so las penas suso dichas.[11]

[7] Campos Díez, María Soledad, "El Protomedicato en la administración central de la Monarquía Hispánica", *DYNAMIS, Acta Hispanica ad Medicinae Scientiarumque Historiam Illustrandam*, 1996, núm. 16, p. 44.

[8] AGS-RGS, catálogo XIII, vol. I, documento 2769, f. 25, 2 de octubre de 1477.

[9] Así fue hasta 1523 cuando, los reyes Carlos I y su madre Juana I de Castilla, ordenaron que los barberos quedaran bajo la potestad de los Protomédicos: "Que [los protomédicos] no se entremetan a examinar Ensalmadores, ni Parteras, ni Especieros, ni Drogueros, ni á otras personas algunas, mas de los dichos Físicos, i Zirujanos, i Boticarios, i Barberos". *Novisima Recopilacion de las Leyes de España. Dividida en XII libros. En que se reforma la Recopilacion publicada por el Señor Don Felipe II, en el año de 1567, reimpresa últimamente en 1775: Y se incorporan las pragmáticas, cédulas, decretos, órdenes y resoluciones Reales, y otras providencias no recopiladas, y expedidas hasta 1804. Mandada formar por Carlos IV*, Impresa en Madrid, 1805, libro VIII, título X, ley II, pp. 74 y 75.

[10] *Ibid.*, p. 89.

[11] *Loc. cit.*

La disposición se debió, en parte, a la oposición de las autoridades municipales, quienes buscaban conservar las ventajas que tenían al ejercer su control sobre los barberos, no obstante la negativa de los gremios.[12]

La pragmática se mantuvo casi intacta a lo largo de la Colonia, y sólo sufrió una modificación hecha en 1597, durante el reinado de Felipe II, que fue la siguiente: "Mandamos que los Protomedicos no den licencia en las Indias á ningún Medico, Cirujano, Boticario, Barbero [...] si no parecieren personalmente ante ellos á ser examinados...".[13] La orden significó que los flebotomianos perdían autonomía en su trabajo, ya que en adelante el Protomedicato regularía su práctica.

5.1.3 Enseñanza de la flebotomía en la Nueva España

Así como se desarrolló el ejercicio de la cirugía antes del auge de los colegios destinados para su enseñanza, la flebotomía era enseñada de forma gremial.[14] Lo común era recibir la instrucción por medio de un maestro calificado, así como de los oficiales que trabajaban con él. Los aprendices eran sobre todo, niños y jóvenes cuyas edades oscilaban entre los 9 y los 18 años. Para ser considerado como un aprendiz se elaboraba un documento llamado carta de asiento o contrato,[15] en el que se precisaba el tiempo que la enseñanza habría de durar, señalando, además, las obligaciones y derechos del maestro y del principiante.

[12] Por ejemplo, "En las Cortes de Valladolid de 153 [...] La medida se tomó por las reiteradas súplicas de los representantes populares en las Cortes, que no querían perder para sus ciudades las prerrogativas que tenían sobre el control de las profesiones sanitarias y las visitas a las boticas, aunque la competencia para examinar y otorgar licencias a los profesionales sanitarios era exclusiva del Protomedicato". Campos Díez, María Soledad, "El Protomedicato en la administración central de la Monarquía Hispánica", *op. cit.*, p. 54.

[13] Recopilacion de las Leyes de los Reynos de las Indias, Madrid, Por Antonio Perez de Soto, 1774, tomo II, libro V, título VI. De los Protomedicos, Médicos, Cirujanos y boticarios, ley VI. Que los Protomedicos no dén licencias á los que no parecieren personalmente á ser examinados, *DYNAMIS: Acta Hispanica ad Medicinae Scientiarumque Historiam Illustrandam*, p. 161. D. Felipe II en el Pardo á 12 de febrero de 1579.

[14] La labor heurística permite afirmar que en Puebla no hubo gremio de flebotomianos como tal; sin embargo, dicho oficio se aprendió mediante ese tipo instrucción.

[15] Martín Santos, Luis, *Barberos y cirujanos de los siglos XVI y XVII*, Valladolid (Esp.), Junta de Castilla y León, Consejería de Educación y Cultura, 2000, pp. 36 y 37.

Las obligaciones del maestro con su alumno eran: darle casa, cama, alimentos, ropa limpia, buen trato, atención médica y testimonio de buena conducta. Sus derechos consistían en vigilar las tareas del joven a su cargo, además de corregirlo y castigarlo; por otra parte, las obligaciones del aprendiz eran: obediencia al maestro y oficiales, trabajar con mano propia y esmero, guardar fidelidad, cuidar los instrumentos, utensilios, sustancias, materiales, etc., y tener costumbres loables.[16]

> El maestro artesano mantenía ante el aprendiz una relación de tutoría que iba más allá de una simple relación de trabajo. El aprendiz comúnmente pasaba a formar parte de la familia del maestro y éste tomaba a su cargo la educación moral y religiosa de su pupilo. Por definición, el aprendiz era un dependiente del maestro y estaba sujeto a su autoridad, tanto en sus actividades de trabajo como en sus actividades sociales.[17]

Se denominó "oficiales" a quienes habían cumplido satisfactoriamente su aprendizaje, y aunque no estaban certificados por el Protomedicato percibían un ingreso por los servicios que prestaban al maestro.[18]

La transmisión de los conocimientos en la formación de barberos y flebotomianos permite distinguir la relativa autonomía de los miembros del gremio con respecto de las instituciones directamente dependientes de la Corona, el juicio se emite tomando en cuenta que los oficiales, quienes no necesitaban de la previa certificación del Protomedicato para ejercer como asistentes del maestro, eran personajes forjados dentro del seno del gremio, que percibían un ingreso y cuyos conocimiento eran reconocidos.

[16] Carrera Stampa, Manuel, *Los gremios mexicanos. La organización gremial en Nueva España 1521-1861*, México, Edición Distribución Ibero Americana de Publicaciones, S. A., 1954, pp. 25-50. (DE, página de Internet consultada el 26 de junio de 2014: http://ru.ffyl.unam.mx:8080/jspui/bitstream/10391/1756/1/Los_gremios_mexicanos.pdf).

[17] González Angulo Aguirre, Jorge, *Artesanado y ciudad a finales del siglo XVIII*, México, SEP, 1983, p. 38.

[18] Carrera Stampa, Manuel, *op. cit.*, p. 29.

5.1.4 El examen de flebotomía

Los tratados sobre flebotomía escritos entre los siglos XVIII y XIX permiten reconocer que los flebotomianos poseían una serie compleja de conocimientos, sobre todo de las venas, el cual implica manejar la distinción dentro de lo que hoy conocemos como paquete vásculo-nervioso; debían distinguirse éstas entre las arterias y nervios, lo que significó conocer su forma y textura mediante el tacto, además de su número, contenido, distribución y localización en el cuerpo.

Era necesario que los flebotomianos también tuvieran conocimientos de ligaduras; que pudieran reconocer el llenado venoso o su flacidez; identificar los instrumentos adecuados para cada corte; saber cuántos tipos de éste hay (así como la técnica de cada uno de ellos); saber responder ante la discrasia (hemorragia); conocer términos propios de su labor; saber actuar ante una urgencia o cuando las indicaciones del médico no fueran precisas; reconocer cómo realizar una sangría adecuadamente; conocer diferentes técnicas para recoger la sangre; ligar las venas y vendar la zona tratada; saber en qué casos deben aplicarse técnicas mixtas (por ejemplo: sajar y aplicar ventosas o sajar y aplicar sanguijuelas); conocer cuántos tipos de ventosas existen y la técnica que se ocupa en cada caso; evitar los riesgos de una mala colocación (por temperatura inadecuada, hemorragia, problemas en la succión, etc.); entre otros aspectos.

Aun dentro de una sola operación, la gama de conocimientos que el flebotomiano debía poseer era amplia; por ejemplo, en el caso de las sangrías que se hacían con sanguijuelas lo principal era diferenciar una sanguijuela nociva de una terapéutica (en Puebla, en la Colonia y hasta el siglo XIX, a las sanguijuelas nocivas se les conocía como mexicanas y a las benéficas como tehuacaneras),[19] todo lo cual requería de conocimientos anatómicos y del comportamiento del anélido, de las condiciones de manutención de éste y saber explotar su uso por medio de diferentes técnicas (por ejemplo, en espacios pequeños aumentar su capacidad de succión).

Para realizar el examen que certificaba a los flebotomianos se tenían en cuenta varios de los conocimientos enlistados, incluida la capacidad de hacer "reconocimiento de medicinas, y el dicernir qual sea su verda-

[19] BHJML, Fondo Antiguo, Escuela de Medicina del Estado de Puebla, caja 47, exp. 26, ff. 38 vta., 39, 41 y 41 vta.

dera composicion",[20] puesto que en algunos casos eran los flebotomianos quienes tenían que aplicar las sustancias prescritas. Cabe mencionar que para acreditar el examen solía ser también indispensable conocer los nombres y las funciones de las piezas dentales, saber explicar las causas de las enfermedades dentales, identificar los casos que requerían de extracción y aplicar sustancias para evitar el dolor, elegir el tipo de instrumento adecuado para las extracciones, y otros conocimientos del campo bucal.

Para tramitar el examen el oficial de flebotomía presentaba al promotor fiscal del Real Tribunal del Protomedicato de la ciudad de México su solicitud en papel sellado, junto con varios documentos, entre ellos, fe de bautismo, cartas de buenas costumbres, documentos probatorios de ser limpios de sangre descendiente de "Españoles, limpios de to[da] mala ya de Moros, Indios, y de otra secta",[21] no haber sido penados ellos ni sus ascendientes por la Santa Inquisición,[22] no ejercer o haber ejercido oficios viles; y un certificado extendido por el maestro en flebotomía, en el que constaran cuatro años de aprendizaje, el documento debía contener las firmas de algunos testigos.

Una vez que los documentos eran aprobados por el fiscal, el oficial de flebotomía pagaba los derechos de examen, que en 1759 eran de "cincuenta y cinco pesos, seis tomines y seis granos; después [a finales del siglo XVIII] de sesenta y tres pesos que se distribuían: entre cada uno de los tres Protomédicos nueve pesos; al Cirujano sinodal un peso dos reales; al Promotor, tres pesos; al Asesor ocho pesos; al Escribano diez pesos; al Portero tres pesos seis reales; seis pesos para el papel sellado y cuatro pesos de la media anata".[23] En 1813 estos derechos eran de "setenta y cinco pesos, más seis que se daban por el título, dos pesos por el papel sellado, dos al Ministro del Tribunal, un peso á un muchacho porque se dejara

[20] AHMP, Memoria urbana, Expedientes, t. 222, exp. 2679, ff. 346 y 346 vta.

[21] "Expediente promovido por Don Agustín Domingo del Castillo, pretendiendo ser examinado en el arte de Flebotomiano". AHIAH, Serie Protomedicato, Exámenes, t. 4, núm.15, 1810, f. 260 vta.

[22] En la pragmática emitida por los Reyes Católicos, en Granada el 20 de septiembre de 1501, mandaron: "Que ningun reconciliado, ni hijo, ni nieto de condenado por la Santa Inquisición pueda usar de oficios públicos, ni tenerlos, incluidos los de físico, cirujano o boticario". *Tomo II de las Leyes de Recopilacion, que contiene los libros sexto, séptimo, octavo i nono,* Madrid, Imprenta Real de la Gazeta, 1772, tomo II, libro VIII, título III, ley III, p. 341.

[23] Flores y Troncoso, Francisco de Asís, *Historia de la Medicina en México, desde la época de los indios hasta el presente,* México, Oficina Tipográfica de la Secretaría de Fomento, 1886, p. 179.

sangrar y vendar, y un peso á una criada que ayuda á estas operaciones y facilitaba una taza para recibir la sangre, y unas vendas".[24] El examen lo aplicaba un comité integrado por

> tres doctores, siendo el presidente del tribunal, el catedrático de prima de medicina, y los otros dos el doctor decano de la facultad y el catedrático de vísperas. Autoriza sus determinaciones un secretario que tiene el tribunal, y para las causas que ocurren a él tiene sus ministros y demás oficiales que lo completan.[25]

Con el deseo de ilustrar el escenario, se presenta la experiencia de un oficial poblano en 1818:

> [...] por espacio de dos horas se le hicieron muchas y diversas preguntas y repreguntas relativas al arte de la flebotomia y á todas respondio bien y cumplidamente. Y concluido procedio á sangrar á un individuo que alli se tenia prevenido y asi en esta operacion como en todo lo demas de su facultad se advirtio la sobrada instruccion y practica que ha adquirido.[26]

Esta apreciación es muestra del doble aspecto que se calificaba, teórico y práctico. Al término del examen, se le indicaba al aspirante la fecha en que se le entregaría el dictamen. El resultado de aprobado lo recibía frente a los miembros de su comité y las personas que lo acompañaran; ese día le eran leídos sus generales (edad, tono de piel, complexión y descripción del rostro), se mencionaba la documentación que había entregado y se le decían las palabras siguientes:

> habiendo satisfecho [...] reconocida su aptitud le aprobamos y mandamos hacer el juramento acostumbrado, lo que executó por ante nuestro Secretario de defender el misterio de la Pura y Limpia Concepcion de Ntra Santa la Virgen Maria, usar bien y fielmente su Oficio obedecer y cumplir las leyes y pragmaticas de nuestro Tribunal y asistir delimosna alos pobres sin ningun extipendio lo que prometio cumplir, bajo lo qual le damos y confe-

[24] Flores y Troncoso, Francisco de Asís, *op.cit.*: t. I, p. 179.

[25] De Villaseñor y Sánchez, José Antonio, *Suplemento al Theatro Americano. La ciudad de México en 1755*, México, UNAM, Escuela de Estudios Panamericanos, 1980, p. 145.

[26] AHFM-UNAM, Serie Protomedicato, legajo 3, exp. 14, f. 10, 1818.

rimos facultad en todos los casos y cosas anexas a su Arte de Flebotomiano (teniendo uno o dos aprendices).[27]

Finalmente, se le reconvenía para no ejercer sino lo propio de su oficio "bajo las penas impuestas por su magestad".[28]

5.1.5 Desobediencias a la pragmática en Puebla

Las violaciones a la pragmática de 1500 fueron constantes desde el siglo XVI, y para el siglo XVIII no habían disminuido, tal como lo demuestra el siguiente fragmento de una denuncia presentada ante los diputados de la fiel ejecutoria del cabildo municipal, contra el barbero Juan de la Llana, en 1684:

> con poco temor de Dios Nuestro Señor y menos precio de la justicia en grave daño de su consciencia, y de los vecinos de esta ciudad, sin ser examinado ni tener licencia anda curando públicamente no solo en los barrios sino en muchas casas particulares de esta ciudad todo género de enfermedades así tocantes al arte de cirugía, como al de medicina dando unciones, sangrando, purgando, abriendo frentes, mandando sacramentar y olear de su *proprio motu* y desopinando á los medicos y cirujanos examinados y aprobados...[29]

El texto permite observar que la desobediencia a las leyes que estipulaban límites entre las prácticas médicas se podía dar con relativa facilidad en el siglo XVII, ya que un barbero (sin mayor conocimiento sobre venas) se atrevía a ejercer como flebotomiano (cuya muestra de la gama de conocimientos que debía poseer se ha mencionado), e incluso como médico o cirujano.

Las autoridades poblanas determinaron en el caso de De la Llana: "debe ser gravemente castigado por los graves daños que resultan contra el bien común".[30] Parte de las causas de la sentencia fue el hecho de haber

[27] AHIAH, Serie Protomedicato, Exámenes, t. 4, núm.15, ff. 263 y 263 vta., 1810.
[28] *Ibid.*, f. 263 vta.
[29] AHMP, Memoria urbana, Expedientes, t. 222, legajo 2680, f. 373.
[30] El castigo fue prisión, embargo y secuestro de bienes, y "un año de destierro preciso de esta

impedido que el enfermo recibiera el sacramento de la unción, como lo había mandado el médico, lo cual muestra la relación que existía entonces entre la medicina y la religión católica, que legitimaba la presencia española en el Nuevo Mundo.[31]

Las circunstancias por las que pasaron los flebotomianos cambiaron temporalmente, en el último cuarto del siglo XVIII, cuando un grupo de flebotomianos defendieron, frente a los barberos, los derechos que la pragmática de 1500 les otorgaba. Los barberos eran quienes comúnmente usurpaban las labores de su oficio. Hasta donde se sabe, una organización semejante entre flebotomianos novohispanos sólo ocurrió en Puebla, entre 1776 y 1797.

5.1.6 Proceso legal flebotomianos versus barberos (1776-1797)

En la ciudad de Puebla, en el año de 1776, doce flebotomianos certificados[32] por el Real Tribunal del Protomedicato dieron un poder notarial al abogado Ignacio Francisco de Molina y Castro para que defendiera los derechos que la pragmática del 9 de abril de 1500 les había otorgado, contra los perjuicios que les ocasionaban los barberos, quienes usurpaban sus funciones. Los nombres de los flebotomianos litigantes eran: José Cayetano Díaz Parraga, Joseph de Chaves, Josef Sánchez, Juan Josef Sanchez, Josef Rodríguez, Mariano Barrientos, Juan Madrid, Manuel Eugenio de Arpide, Juan Serón y Manzano, José Rivera, José Flores y Joseph González. Todos ellos eran españoles, católicos, varones, limpios de sangre, de buenas costumbres y contribuyentes.[33] Su queja principal era la presencia de

ciudad y su jurisdicción". *Ibid.*, ff. 373 y 428 vta.

[31] Brading, David, "La monarquía católica", en Antonio Annino, y François Xavier Guerra (coord.), *Inventando la nación. Iberoamérica siglo XIX*, México, FCE, 2003, pp. 15-34.

[32] AHMP, Memoria urbana, Expedientes, t. 222, legajo 2679, f. 320.

[33] La media anata era el impuesto anual que gravaba los sueldos de los funcionarios, en el caso de los flebotomianos equivalía a la mitad de la renta del primer año y se hacía en dos partes, la primera cuando se le entregaba el título y la segunda, al año de la entrega del documento. Fue establecido por cédula del 22 de mayo de 1631 y el 30 de julio de 1664 el rey Carlos II fijó su monto y entrada en vigor. *Recopilacion de las Leyes de los Reynos de las Indias mandadas a imprimir, y publicar por la magestad católica del rey Carlos II nuestro señor, va ordenada en IX Tomos*, Madrid, Por Andres Ortega, 1774, tomo III, libro VIII, título XIX, ley IIII, p. 90.

muchas Tiendas que el Bulgo no distingue si son Maestros Examinados; o no de que por cierto se origina perjuicio á el Publico, sino [a] nosotros, porque indistintamente exercitan los que son barberos, todas las facultades que a nosotros los Examinados nos pertenecen [...] y por eso nos son concedidas todas las Gracias, Mercedes, y Privilegios de dicho Titulo, es que es de advertir que este sustancialmente con todos los mas que tenemos, en que solo hay la diferencia delos nombres delas señas del rostro y del cuerpo.[34]

El fragmento de pragmática de 1500 que buscó delimitar la práctica de los barberos señala la prohibición para los que quisieran ejercer sin certificación la flebotomía en la Nueva España. Éste se transcribe literalmente:

Mandamos, que los Barberos y Exáminadores mayores de aquí adelante no consientan ni den lugar, que ningun barbero ni otra persona alguna pueda poner tienda para sajar ni sangrar, ni echar sanguijuelas ni ventosas, ni sacar dientes ni muelas, sin ser exáminado primeramente por los dichos nuestros Barberos mayores personalmente so pena que qualquiera que usare de las cosas suso dichas, ó de qualquier dellas sin ser examinado, como dicho es, sea inhábil perpetuamente para usar del dicho oficio, y mas pague dos mil maravedísde pena para la nuestra Cámara y dos mil maravedís para los dichos nuestros Barberos mayores; y por el mismo hecho haya perdido y pierda la tienda que así tuviere puesta: pero que qualquiera que quisiere, pueda afeytar de navaja ó de tixera, sin ser exáminado y sin su licencia: pero mandamos, que no pueda usar ni use del arte de la Flomotomía, ni sangrar ni sajar, ni sacar diente ni muela, sin ser examinado, como dicho es, so la dicha pena: y ansimismo, que no puedan poner ni pongan los dichos nuestros Barberos mayores por ellos Alcaldes en parte alguna, ni dar poder cosa de lo suso dicho, salvo que ellos por sus personas, y cada uno por sí lo puedan hacer, como dicho es; y puedan pedir y demandar las cartas de exámen que los dichos barberos tuvieren, para las ver y exáminar; con tanto que no lleven ni puedan llevar derechos algunos por las ver, so pena que los paguen con setenas; y que, quando algun barbero errare en su oficio, seyendo exáminado ó, no puedan haber informacion dello y denunciarlo á las nuestras Justicias donde lo tal acaesciere, para que los castiguen; y de

[34] AHMP, Memoria urbana, Expedientes, t. 222, legajo 2679, f. 320.

las dichas penas pecunarias, en que incurrieren, den á los dichos nuestros Barberos mayores la mitad. Y ansimismo mandamos puedan llamar y emplazar dentro de las cinco leguas de nuestra Corte, y no fuera dellas, á los dichos barberos y oficiales, con tanto que no lo hagan por teniente, salvo por ellos mismos, so las penas suso dichas. (ley única tit. 18, lib. 3. R.).[35]

Tomando en cuenta que los casos de transgresión para esta ley no eran novedosos cabe preguntarse ¿por qué los flebotomianos decidieron reunirse como gremio, para demandar a los barberos, si hasta entonces (en la Colonia) no lo habían hecho?, ¿qué privilegios perseguían? y ¿qué tan justificadas eran sus solicitudes?

El porqué de sus demandas parece simple: buscaban "gozar como Maestros Examinadores, las mismas franquesas de que gozan los Médicos, Sirujanos y Boticarios; en cuyo Gremio como que todos estos exersicios forman un cuerpo estamos comprehendidos".[36] Pero puede considerarse que en el fondo pretendían dignificar su ejercicio frente al estrato de los profesionales colegiados, pues, teniendo en cuenta que los flebotomianos realizaban operaciones necesarias en el ejercicio médico, juzgaron que no había motivo para que el prestigio y las consideraciones entre unos y otros fuesen tan desiguales. Por ello mencionan entre sus demandas:

es necesaria la relacion de unos exercicios con otros, y como quiera que estos estan relevados de todas pensiones, consecuentemente *ipso jure*, estamos eximidos de todo gravamen [...] bien se versaria una grande incompatibilidad.[37]

Las gracias, mercedes y fueros que deseaban obtener los flebotomianos eran principalmente cuatro: que sus tiendas se diferenciaran físicamente de las de los barberos; que se les eximiera de llevar en procesión al Ángel Custodio los viernes santos, no ser reclutados como soldados provinciales, y no pagar la media anata.

[35] *Novísima Recopilacion de las Leyes de España. Dividida en XII libros, op. cit.*, t. IV, libro VIII, título XI, ley VIII, pp. 86-106.
[36] AHMP, Memoria urbana, Expedientes, t. 222, legajo 2679, f. 320 vta.
[37] *Ibid.*, f. 321.

La demanda de los flebotomianos se encuentra en el contexto de la creciente institucionalización de la medicina y cirugía, que tuvo como manifestación clara la fundación de la Real Escuela de Cirugía de la Nueva España en 1768. El hecho pudo generar el temor entre los flebotomianos de ver invadido su campo de trabajo por personas certificadas, quienes ciertamente realizaban un trabajo sobre el cuerpo semejante al que realizaban ellos.

Los flebotomianos poblanos albergaban además el temor de no seguir contando con el apoyo real para ejercer, por el hecho de no estudiar en la Real Escuela, que se encontraba en la capital del virreinato, lo cual implicaba trasladarse frecuentemente, distanciarse de la familia por un periodo prolongado y alejarse de una fuente de trabajo segura.

Probablemente estas razones motivaron a los flebotomianos para declarar que eran parte del estrato de profesionales certificados por el Protomedicato, y por ello debían ser contemplados en las leyes españolas en un periodo de reformas, para obtener así la consideración de las autoridades novohispanas, en un panorama propicio para dar fin a la existencia de su práctica.

El proceso legal tuvo una duración de 21 años, hasta 1797, cuando el tribunal poblano dio cuenta de las demandas expuestas por los barberos afectados por el proceder del Protomedicato, específicamente por el visitador Bartolomé Moreno, quien, aprovechando las demandas expedidas por los flebotomianos en 1776, continuó presionando mediante visitas a los barberos, amenazándolos con cerrar sus locales a no ser que se examinasen ante las autoridades. Esto no obstante el acuerdo de dejar sin castigo y exentos de la necesidad de examen a los barberos que sólo se dedicasen al oficio de la navaja y tijera, sin entrometerse en la competencia de los flebotomianos.[38]

El caso presentado repercutió en toda la Nueva España, lo que es comprobable dado que el 14 de abril de 1799 el virrey Joseph de Azanza emitió un bando "para que los puros barberos no se confundan con los que con legítima autoridad exercen el arte de la Flebotomía",[39] el cual mandó publicar en la capital del virreinato, así como en las demás ciudades y villas del mismo.

[38] Cfr. *Ibid.*, ff. 360-364.

[39] AGN, Instituciones coloniales, Gobierno virreinal, Bandos (011), vol. 20, exp. 18, f. 20.

Con la petición firmada por el conjunto de barberos para que el Protomedicato obrase conforme al acuerdo mediante el cual se les eximía de certificación a los que sólo se dedicasen a afeitar, pareciera que, al menos un significativo grupo entre ellos, llegó al reconocimiento y aceptación de los límites en su ejercicio, quedando la flebotomía como una disciplina distinta y apoyada por los órganos legales de la Nueva España (no obstante, en documentos posteriores se manifiesta que las infracciones de los barberos al convenio fueron comunes).

A pesar del logro profesional, que parecía afianzar el ejercicio de los flebotomianos ante la institucionalización de las ciencias médicas, la flebotomía se enfrentó posteriormente con las reformas legales del México independiente, que en materia de medicina se vieron influidas principalmente por la práctica y el discurso médico de Francia.

5.2 La paulatina disminución en importancia de la figura del flebotomiano en el periodo independiente

Anthelme Richerand —cuya influencia en la medicina del México independiente es patente en la memoria del cirujano poblano Pedro Calderón— dividió en tres los distintos propósitos de la cirugía: 1°. Cambiar el estado de vitalidad del individuo en que se practica, 2°. Quitar un obstáculo mecánico para el ejercicio de las funciones y 3°. Separar una parte que no puede ser restablecida.[40] Tomando en cuenta esta división propuesta por el médico francés, puede considerarse que el ejercicio del flebotomiano se hallaba en el campo de la actividad quirúrgica, no obstante cirujanos y flebotomianos se diferenciaran en cuanto a algunas prácticas, conocimientos y transmisión de los mismos.

El propio Richerand plantea en su *Nosografía y terapéutica quirúrgicas* que el término de "pequeña cirugía" o "cirugía auxiliar" atañe a las prácticas como la sangría, la aplicación de ventosas y extracción de piezas dentales,[41] las cuales eran competencia de los flebotomianos. Dentro de

[40] Richerand, Balthasar Anthelme, *Nosografía y terapéutica quirúrgicas, por el caballero Richerand, profesor de operaciones, de la facultad de medicina de París, caballero de muchas ordenes nacionales y estrangeras, miembro de muchas academias,* traducida al castellano de la quinta edición, Madrid, Imprenta de D. Tomas Alban y compañía, t. III. 1822, p. 3.

[41] *Loc. cit.*

esta clasificación, Richerand asegura que puede englobarse a la actividad de la acupuntura de los chinos y japoneses, así como a todas las prácticas que, según el autor, "pueden ejecutarse por la persona más ignorante en los conocimientos anatómicos con tal goce de una mediana destreza".[42]

Richerand no minimiza la importancia de la "pequeña cirugía" dentro de la medicina, sino que la considera de fácil ejecución, por lo cual prácticamente todo instruido en alguna rama de la medicina debía realizarla sin menor dificultad. Considerando dichas ideas, cabe preguntarse la necesidad de una instrucción específicamente basada en este nivel de la medicina, cuando la instrucción de sus prácticas debía ser común a todos los facultativos en ciencias médicas.

A diferencia de los edictos y las pragmáticas emitidos por la Corona hasta el siglo XVIII —las cuales sostenían en muchos sentidos la división de prácticas médicas heredadas de la Edad Media—, a partir de la independencia los legisladores poblanos habían manifestado cada vez con mayor fuerza su opinión en favor de la unión de las disciplinas del terreno de la medicina en un solo facultativo, siendo el momento de la emancipación de las leyes españolas una oportunidad para poner en la ley mexicana las ideas que circulaban en el entorno académico.

Una de las discusiones más interesantes en cuanto al tema de la unión de atribuciones en los facultativos de ciencias médicas fue la que tuvo lugar dentro del Congreso del Estado, entre los diputados Rodríguez y Callejo, en las sesiones del 11 y el 13 de abril de 1829,[43] de la cual ya se han citado algunos fragmentos en el tercer capítulo de este libro.

En dicha discusión se observan las razones por las cuales la medicina y la cirugía habrían de ser defendidas como partes de una sola ciencia en el plan de estudios firmado por el gobernador Patricio Furlong, en septiembre de 1829; incluso se discute acerca de instruir a los facultativos de medicina en la farmacéutica; sin embargo la flebotomía, como un ejercicio definido capaz de ser incluido en la formación médica, nunca es mencionado, probablemente por la idea de que su ejercicio era, en realidad, parte de lo que ya estaba destinado para el aprendizaje de los cirujanos.

[42] *Loc. cit.*

[43] *Actas del Honorable Congreso de Puebla*, sesión del 13 de abril de 1829, s/folio. BPP, Manuscritos, t. 42548.

Para comprender en qué medida las legislaciones del periodo independiente afectaron la flebotomía en Puebla, cabe revisar un par de casos de aspirantes a flebotomianos, uno en las postrimerías del periodo colonial y otro en el periodo independiente.

Según consta en el proceso de certificación de Agustín Domingo del Castillo,[44] llevado a cabo en la capital del virreinato, en el año de 1810, el Protomedicato concedía la posibilidad de ser examinados a los aspirantes solicitando solamente constancia de haber practicado la flebotomía con un facultativo aprobado por esa misma institución, comprobación de limpieza de sangre y de la legitimidad del matrimonio de sus padres por la Iglesia. Una vez que el candidato lograba aprobar el examen, el Tribunal del Protomedicato le hacía guardar el juramento propio de su profesión, en el cual se comprometía a "defender el misterio de la pura y limpia concepcion de Ntra. Santa la Virgen Maria, usar bien y fielmente su oficio, obedecer y cumplir las leyes y pragmáticas de nuestro Tribunal y asistir alos pobres de limosna sin ningun estipendio".[45]

Ya en el periodo Independiente, a la luz de la reformas en materia médica expedidas en Puebla en el año de 1831 y 1832, pueden observarse algunos cambios con respecto a los requisitos para presentar el examen como flebotomiano.

El poblano Miguel Guerrero solicitó en octubre de 1832 ser examinado en flebotomía,[46] presentando para ello su solicitud a la Dirección de Sanidad —órgano que para entonces había reemplazado casi por completo en sus funciones al Protomedicato—. A diferencia de los documentos entregados por Agustín Domingo del Castillo, Miguel Guerrero acompañó su solicitud con:

> Una información rendida ante el Señor Juez primero de letras de esta capital, y los tres individuos que la componen (...) cual se requieren para una prueba legal, dan el muy autentico testimonio de la honrades, y buen comportamiento del candidato, que cumple con ecsactitud con sus deveres, y que nunca ha esperimentado los efectos que la justicia hace resentir a los delincuentes (...) [además de esta información, presentó] otro tanto atesta-

44 AHIAH, Serie Protomedicato, Exámenes, t. 4, núm.15, ff. 257-264 vta., 1810.

45 *Ibid.*, f. 263.

46 BHJML, Fondo Antiguo, Escuela de Medicina del Estado de Puebla, caja 32, exp. 9, f. 2.

dos de facultativos de la mejor nota; por lo que se comprueba, con evidencia, su aptitud, desinteres, prontitud en servir, y destresa en operar.[47]

Aunque en ambas instancias se solicitaron documentos que hicieran constar el buen comportamiento del aspirante y la práctica que el mismo tuviera en la flebotomía, en el caso de Agustín Domingo del Castillo se presentaron informes expedidos por autoridades eclesiásticas y por el flebotomiano que fungió como su maestro (José Anacleto García)[48] que manifiestan el carácter gremial de la flebotomía en el año de 1810 (además de la influencia de los clérigos en la solicitud de trámites y títulos); por otro lado, en el caso de Miguel Guerrero los nombres que figuran como garantes del aspirante no son de clérigos ni exclusivamente de maestros flebotomianos, sino de cirujanos (en su mayoría) y de médicos renombrados, entre ellos: Luis Guerrero,[49] Mariano Rivadeneyra,[50] Juan Fernández,[51] Nicolás Seoane,[52] José María de Molina,[53] Manuel López López[54] y Manuel Sayas.[55]

Más allá de cualquier caso particular, la reglamentación de 1832 de la ley sobre las ciencias médicas en el Estado (de 1831) estipuló, en su artículo 19°, que para ser admitidos a examen los aspirantes a flebotomiano debían presentar su solicitud acompañada por certificados "de los dos Catedráticos de Clínica, de haber practicado con puntualidad dos años en el ramo de Flebotomia, en todo lo concerniente a ella".[56] La disposición, si bien no implica el rechazo de la figura del flebotomiano gremial para la acreditación profesional, marca la cercanía del aspirante con la institución médica oficial del Estado, mediante la aprobación de los catedráticos de clínica, de los cuales no se podía prescindir para obtener el derecho a examen.

47 *Ibid.*, f. 6.
48 AHIAH, Serie Protomedicato, Exámenes, t. 4, núm.15, ff. 257 vta., 258 y 264 vta., 1810.
49 BHJML, Fondo Antiguo, Escuela de Medicina del Estado de Puebla, caja 32, exp. 9, f. 1 vta.
50 *Ibid.*, f. 9.
51 *Ibid.*, f. 3 vta.
52 *Ibid.*, f. 5 vta.
53 *Ibid.*, f. 11.
54 *Ibid.*, f. 12.
55 *Ibid.*, f. 13.
56 *Reglamento para el ejercicio y estudio de las ciencias médicas, decretado por el tercer Congreso Constitucional del Estado de Puebla en 28 de Mayo de 1832*, Imprenta del Gobierno, dirigida por el C. José Mariano Grijalva, p. 4. AHMP, Leyes y decretos, vol. 6, f. 94.

Con respecto a los años posteriores —aunque no son comprendidos en el objetivo de nuestro estudio— puede observarse que los requisitos para solicitar ser examinado como flebotomiano no tuvieron mayor modificación a partir de la ley de 1832, lo que consta en la solicitud del oficial en flebotomía Manuel María Méndez para presentar el examen en septiembre de 1836. Méndez acompañó su solicitud con oficio de Manuel Seoane[57] y Mariano Escalante,[58] a fin de dar cuenta de sus habilidades en el ejercicio del oficio. Lo que cabe rescatar de la solicitud de Méndez es que se menciona en ella que el gobierno reunió a los flebotomianos operantes aproximadamente en marzo de 1836 "con el objeto de exigirles el examen",[59] en los términos expresados en la reglamentación de 1832, lo cual pudo significar una fuerte presión para que los flebotomianos que aún se movían en el ámbito puramente gremial, especialmente los oficiales, pasaran a ser parte del órgano certificado por el Estado.

Otro documento importante para examinar los cambios en el ejercicio de la flebotomía en esta época es el "Reglamento para flebotomianos", redactado por Manuel Sayas en 1840,[60] en el cual son visibles dos situaciones:

En primer lugar, la intromisión de los barberos en el campo de la flebotomía no quedó eliminada. Al contrario, Sayas expresa que aumentó cada día;[61] y, en segundo lugar, la instrucción de los flebotomianos habría de cambiar drásticamente, dado que los aspirantes forzosamente deberían tomar cursos prácticos con el profesor de flebotomía del hospital[62] (además de los cursos teóricos con los profesores de clínica del mismo recinto), quedando con ello prácticamente suprimida la legitimidad de la formación gremial, que anteriormente podía mantener el sustento de figuras como el oficial en flebotomía.

El artículo 17 del documento de Sayas dice: "Si estos [los alumnos en flebotomía] tienen práctica con flebotomiano de la calle en el resto del día, no les impedirán las horas de asistencia al hospital ó las obligaciones

[57] BHJML, Fondo Antiguo, Escuela de Medicina del Estado de Puebla, caja 9, exp. 52, f. 3.

[58] *Ibid.*, f. 4 vta.

[59] *Ibid.*, f. 1 vta.

[60] "Reglamento para los flevotomianos que presenta Manuel Sayas comisionado por la Dirección de Sanidad para la formación de él". BHJML, Fondo Antiguo, Escuela de Medicina del Estado de Puebla, caja 24, exp. 18, f. 1.

[61] *Loc. cit.*

[62] *Ibid.*, f. 4 vta.

de su estudio",[63] con lo cual se expresa que la educación fuera de la institución queda como una mera opción alternativa, innecesaria, si se quiere decir de esta manera. El último documento analizado permite dar cuenta de que la labor de los flebotomianos continuaba a mediados del siglo XIX; no obstante, se muestra cómo fue trastocada la práctica de la flebotomía a partir de las modificaciones legislativas del periodo independiente del Estado de Puebla, perdiendo paulatinamente el carácter gremial que la caracterizaba.

[63] *Loc. cit.*

Conclusiones

Por medio de este esfuerzo académico se obtuvieron elementos que permiten identificar algunas condiciones sociales que posibilitan la transformación del discurso científico. De acuerdo con la serie de sucesos analizados a lo largo de la investigación puede concluirse que aquello que se considera comúnmente como un progreso o avance en el ámbito de la ciencia médica tiene como trasfondo acontecimientos sociales concretos, ya sean económicos, políticos, militares u otros semejantes, los cuales se busca resolver con diversas medidas, que pueden ampliar o simplemente transformar el campo del discurso científico. Tal proceso abarca el desarrollo de las profesiones, que se desenvuelven con éxito dependiendo de su capacidad de adaptación y colaboración con el contexto social.

Las transformaciones en cuanto a las ideas médicas que se desarrollaron en Europa, a partir del trabajo de Vesalio, tuvieron sus mayores repercusiones en la Nueva España cuando, en la segunda mitad del siglo XVIII, la milicia y la Corona vislumbraron en la atención a las tropas y en la renovación de los centros de estudio ventajas para su causa. Así se observó en los motivos que dieron origen a una institución fundamental para el impulso de la profesión quirúrgica en la Colonia, la Real Escuela de Cirugía.

Otro factor que jugó en favor del avance de la cirugía fue la exigencia del común de las personas por mejorar los servicios de asistencia pública, sobre todo ante los embates de las epidemias. Pueden interpretarse en ese tenor los esfuerzos por regularizar las prácticas médicas en el Real Hospital de San Pedro, así como el surgimiento y las actividades de la Junta de Sanidad poblana.

Las epidemias en el territorio poblano no cesaron en el periodo de las luchas de independencia, poniendo a prueba a las instituciones existentes y mostrando con ello, en la mayoría de los casos, los detrimentos que la separación entre la medicina y la cirugía del Estado implicaban, en un periodo en el que los habitantes necesitaban de una pronta y efectiva atención médica.

El campo de las ciencias médicas fue regido en la época colonial por la monarquía, lo cual se constata en la existencia de instituciones como el Real Tribunal del Protomedicato; no obstante, esto se modificó con las transformaciones sociales ligadas a la situación política por la que atravesó México en su tránsito hacia la Independencia, y los primeros años después de que ésta se alcanzó. La profesionalización de las ciencias médicas y el acercamiento del ejercicio de la medicina al de la cirugía fue favorecido por tal contexto, en el cual la administración en materia sanitaria no pudo ser resuelta por la única acción de los legisladores, sino que requirió de la participación de instituciones activas que, en consonancia con el espíritu liberal que manifestaba el gobierno, tuvieron los elementos necesarios para apoyar en dicho ámbito a la joven nación.

Aquí se ha tratado de mostrar cómo la Academia Medico-Chirurgica estableció una red de comunicación académica con los facultativos en medicina y cirugía. A la vez, trató de mantenerse informada de las obras y los avances más importantes en el área de la salud, buscando con ello la validación del gobierno, ante el cual se mostró como una instancia capaz de contribuir para dar solución a problemas como el de la instrucción de parteras o mejorar la deficiente reglamentación en materia de sanidad.

El paso del ámbito privado al reconocimiento público significó para la Academia la obtención de recursos económicos y la infraestructura necesaria para el desarrollo de sus actividades (Hospital de San Pedro y convento de Santo Domingo); pero también una sujeción al mando gubernamental, que implicó someterse a la censura de éste. El gobierno estatal sólo dio órdenes explícitas para la administración de los recursos económicos que él mismo abonó a la Academia, además de decretar el nombre con que ésta sería conocida[1] y el lema que ostentaría. Esta tibia

[1] Bourdieu señala que "Darle a un individuo o a un grupo el nombre que él se da es *reconocerlo,* aceptarlo como dominante, admitir su punto de vista, aceptar adoptar sobre él el punto de vista de perfecta coincidencia que él adopta sobre sí mismo". Bourdieu, Pierre, *Homo academicus,* Siglo XXI Editores, Argentina, 2008, p. 42.

participación gubernamental con respecto a las actividades de la Academia puede atribuirse a la poca experiencia y escasa solidez de las instituciones estatales, teniendo poco que dictar a la Academia en materia del control y avance de las ciencias médicas.

La situación gubernamental favoreció la autonomía del ejercicio intelectual de los facultativos partícipes de la Academia, quienes se vieron libres para regirse según estatutos propios, y para formar un *corpus* bibliográfico útil a sus miembros. Sin embargo, la autonomía de la institución optó en gran parte por ceñirse a la reproducción de los métodos de instrucción médica franceses (basados en la medicina fisiológica) y los estatutos de la Academia Médico-Práctica de Barcelona (por la carencia de instituciones análogas en el país).

En cuanto a la adhesión de los académicos poblanos a las opiniones predominantes en la medicina francesa, aquí se ha rescatado la afinidad política entre el liberalismo mexicano y las ideas de la Ilustración en Francia. La juventud del país en el transcurso del periodo que aquí se abarca, da lugar para pensar que la medicina francesa encontró una coyuntura en el contexto político de los primeros años del México independiente para introducirse con éxito en la formación de una nueva generación de profesionales, y tuvo un papel de preponderancia cuando el esfuerzo de instituciones como la Academia Medico-Chirurgica se vio reflejado en las legislaciones que rigieron tanto al Estado como a la nación en los años posteriores.

La resistencia de algunos facultativos del Hospital de San Pedro a aceptar el ejercicio de los cirujanos en el campo tradicionalmente perteneciente a la medicina puede interpretarse como una muestra de la importancia de la reproducción de prácticas para la existencia de un grupo.[2] En dicho caso, los médicos seguidores del ejercicio de la medicina colonial antepusieron la herencia social de las instituciones novohispanas —en las cuales era evidente su estatus profesional superior al de los cirujanos— sobre el aprendizaje académico que pudiera extraerse de la práctica de la medicina y la cirugía como partes de una y la misma ciencia, por la que pugnaron los miembros de la Academia Medico-Chirurgica.

[2] A la luz de la sociología de Bourdieu puede rescatarse la idea del "espíritu de cuerpo" en los grupos, la cual afirma que lo que las "especies de clubes altamente selectivos exigen se aprende menos por el aprendizaje académico que por experiencias anteriores y exteriores". Bourdieu, Pierre, *Homo academicus*, Siglo XXI Editores, Argentina, 2008, p. 81.

Para lograr el desarrollo de la profesión quirúrgica en Puebla, al grado de que se mencionara en el plan de estudios del Estado en septiembre de 1829 que "la medicina y cirugía se enseñarán unidas como partes de una misma ciencia", tuvo lugar una serie de discusiones protagonizadas por las voces del arraigo tradicional a las prácticas coloniales, enfrentadas con los facultativos influidos por las ideas francesas (vistas como un modelo para los países que se habían sacudido el yugo monárquico).

Las disputas entre las facciones descritas propiciaron el esfuerzo intelectual del cirujano Pedro Calderón, quien, en su *Memoria á cerca de la utilidad que resulta de la unión de medicina y cirujia*, permite observar con claridad la dependencia de las ciencias médicas en cuanto a la situación social. Calderón presentó argumentos para demostrar de qué manera el desarrollo de las ciencias médicas atañía a los pilares de la joven sociedad mexicana, a fin de que su discurso fuera tomado en cuenta no sólo por académicos, sino también por los miembros del gobierno estatal.

En un contexto inestable, que se apoyó en instituciones como la Iglesia y la milicia para sostenerse, resulta evidente que se necesitaba de la aprobación de ambas instancias para que una disciplina pudiera tener un impulso determinante en su desarrollo. La milicia ya había propiciado —por sus necesidades— la creación de la Real Escuela de Cirugía en la Nueva España. Mientras, el clero, al cambiar su visión acerca de la utilización del cadáver humano para la práctica médica, dio lugar a que personajes del estamento clerical, como Ignacio Domenech y Mariano Cabofranco, favorecieran a la medicina en general con donaciones de diversa índole para su ejercicio.

A partir de los años en que sucedieron el movimiento de la Acordada y las revueltas militares antiespañolas, la educación pública recibió un voto de confianza para constituirse como el baluarte de los valores cívicos que fortalecerían a la nación, con lo cual las ideas en torno a la medicina quirúrgica (sustentadas por quienes apoyaron el mejoramiento de la salud de la población estatal desde distintos ámbitos) tuvieron la oportunidad de proyectarse en las leyes.

La ley del 6 de junio de 1831 *Sobre el arreglo del ejercicio y estudio de la medicina* y su reglamento de 1832 son consecuencias de un complejo proceso social, por lo cual no puede afirmarse que haya sido la legislación la que vino a terminar con los conflictos entre médicos y cirujanos, o entre médicos arraigados en la práctica médica de los tiempos coloniales contra los que promovían la medicina-quirúrgica, sino que las condiciones sociales mismas propiciaron cierta uniformidad entre las opiniones académicas y las gubernamentales al respecto.

En ese sentido, los legisladores buscaron resolver las contradicciones entre las leyes y las costumbres que se habían introducido en la práctica médica, favoreciendo, además, las ideas preconizadas en el sistema liberal, que fue puesto en entredicho a causa de los conflictos surgidos por el temor a la reconquista, las divergencias entre las ideologías políticas y el descontento de instituciones como el clero y el ejército.

La importancia de la medicina-quirúrgica, así como la paulatina relación entre facultativos en ciencias médicas y el gobierno estatal, fue evidente tomando en cuenta que la Academia Medico-Chirurgica pasaría, en el periodo estudiado, de ser una iniciativa privada en sus orígenes a albergar a distintos miembros que llegaron al Congreso del Estado como diputados y como consejeros del mismo. El hecho hace notar que las condiciones del éxito profesional (en el caso de la profesión médico quirúrgica) se encuentran, por un lado, en las coyunturas sociales, y, por otro, en los esfuerzos particulares o grupales por hacerse notar como un cuerpo de utilidad social ante las autoridades y cuerpos hegemónicos.

Finalmente, en el apartado sobre la flebotomía se observó cómo las transformaciones en la práctica del flebotomiano a partir de la época colonial se vieron condicionadas por el proceso de fortalecimiento institucional de la cirugía y, posteriormente, de la profesionalización de la medicina-quirúrgica, ya que el acercamiento entre las instituciones médicas y las estatales representó una amenaza para un ejercicio que tuvo como uno de sus pilares la organización gremial, motivo por el cual tuvieron lugar las movilizaciones de los flebotomianos para ser reconocidos y protegidos por las autoridades, reclamando, entre otras cosas, que se limitara la práctica de los barberos, quienes constantemente se ocupaban de las prácticas que las leyes de la Corona española habían delimitado para el flebotomiano.

Cabe hacer notar que factores como la clasificación del ejercicio quirúrgico realizado por Richerand, quien ejerció una influencia notable en el discurso de los académicos que defendían la importancia de la medicina quirúrgica en la Puebla de los primeros años después de la Independencia, pudieron haber influido para que a la flebotomía se le relegara paulatinamente de la esfera pública, ya que el cirujano francés consideró que ejercicios como la sangría, la aplicación de ventosas y extracción de piezas dentales eran de dificultad reducida y pertenecían al campo de la "pequeña cirugía".

El proceso descrito tiene como característica notable el debilitamiento de la vertiente gremial de la flebotomía y el fortalecimiento de las instituciones que buscaron reglamentar su ejercicio, adscribiendo a los flebotomianos como parte del cuerpo médico del Estado; fenómeno que muestra un conflicto entre las instancias auspiciadas por el gobierno y aquellas que guardaban algún grado de autonomía con respecto a éste, entre el profesor de flebotomía del hospital y el flebotomiano de la calle.

Si bien no puede concluirse que la práctica de los flebotomianos quedó en desuso y fue olvidada —puesto que sus conocimientos y prácticas contribuyeron al enriquecimiento de profesiones que se consolidarían en décadas posteriores al periodo analizado, como la enfermería y la odontología—, resulta evidente que se ha descrito la historia de una práctica cuya importancia en el contexto fue en detrimento a lo largo del siglo XIX, caso contrario al de la medicina quirúrgica, con lo cual se obtiene una muestra de las condiciones sociales que posibilitan el fracaso o el éxito de una u otra profesión.

Anexos

Núm. 1. Alumnos procedentes de Puebla que fueron registrados, entre 1775 y 1821, en el Libro de matrículas de la Real Escuela de Cirugía.[1]

No.	Nombre	Lugar	Año	ff.
1	Ignacio Joaquín Montiel	Ciudad de los Ángeles	1775	4
2	José María Priego	Puebla de los Ángeles	1772	36
3	Sebastián Espinosa de los Monteros	Puebla de los Ángeles	1773	44
4	José García	Ciudad de los Ángeles	1773	50
5	José Nicolás Antonio Miquiorena	Ciudad de los Ángeles	1774	51
6	Joaquín José Mariano Fernández	Atlixco	1774	52
7	José Salas	Puebla	1780	56
8	Mariano Rodríguez.	Puebla	1782	64
9	José Hernández	Analco (Puebla)	1782	67
10	Juan Lagat	Puebla	1782	67
11	Francisco García	Puebla de los Ángeles	1785	71
12	Ignacio Bonilla	Puebla	1785	71
13	José García Cabezón	Puebla	1814	315
14	José Antonio Crespo Altamirano	Puebla	1814	319
15	José Cora Ramos	Puebla	1817	361
16	Miguel Cataño Rodríguez	Puebla	1806/17	371
17	Juan Nepomuceno Raudón	Puebla		
18	Antonio Almorín y González	Puebla	1817	372
19	Mariano Caballero Carranza de los Monteros	Puebla	1817	372
20	José Caballero y Méndez	Huamantla. Practicante en Puebla	1817	372
21	José Cevallos Mansota	Puebla	1818	381
22	Manuel Cepeda y Fuente	Puebla	1818	386
23	Manuel Carpio y Hernández	Puebla	1818	388
24	Luis Espinola y Bastida	San Juan de Huastecazaloyan. Practicante en Puebla	1819	396
25	José María Matamoros Herrera	Puebla	1819	397
26	Juan Nepomuceno Tagle Ortiz	Puebla	1819	398
27	José Ignacio Durán de Huerta	Puebla	1820	398
28	José Guevara Orondo	Puebla	1820	400
29	Pedro Calderón	Puebla	1821	421

[1] *Libro de Matriculas del Real Colegio de Cirugia,* México, UNAM-AHFM, 1775-1833.

Núm. 2. Bando mediante el cual el virrey Carlos Francisco De Croix ordenó a los aspirantes a cirujanos en la Nueva España presentar una certificación en la que constara su práctica hospitalaria y sus estudios en la Real Escuela de Cirugía.[2]

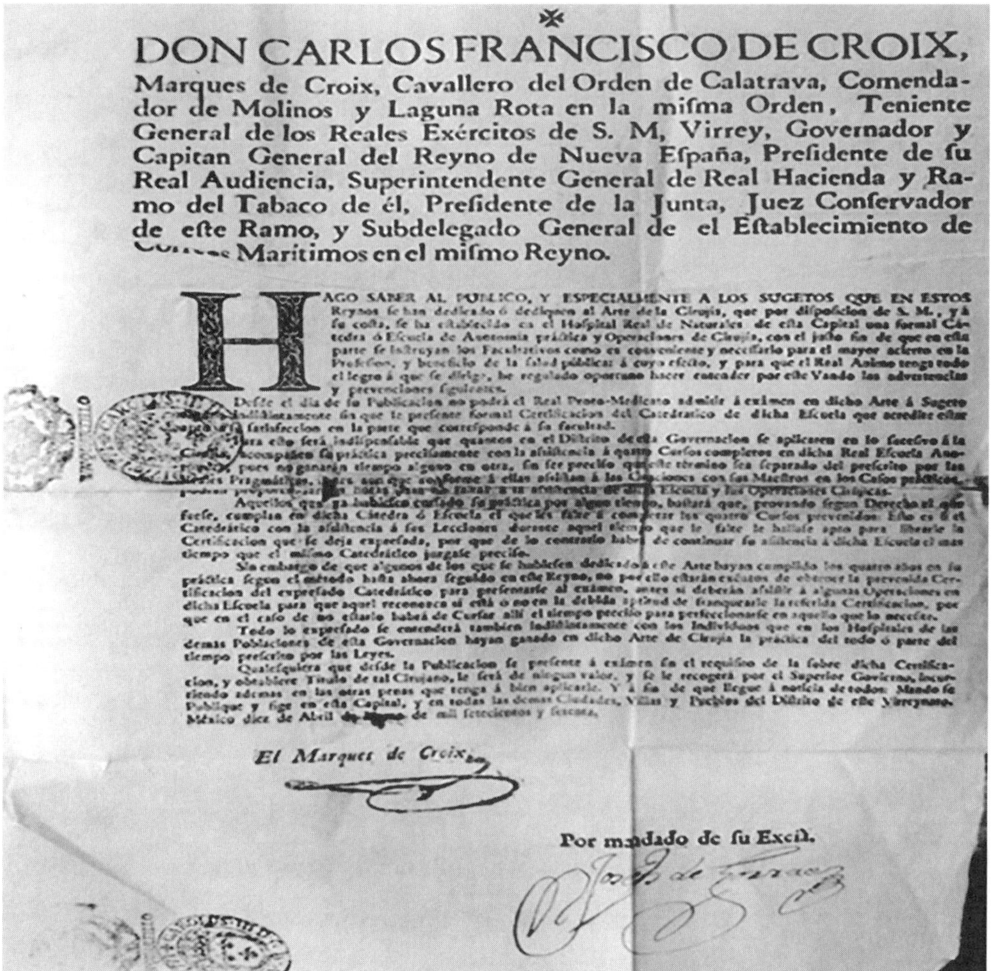

DON CARLOS FRANCISCO DE CROIX,

Marques de Croix, Cavallero del Orden de Calatrava, Comendador de Molinos y Laguna Rota en la mifma Orden, Teniente General de los Reales Exércitos de S. M, Virrey, Governador y Capitan General del Reyno de Nueva Efpaña, Prefidente de fu Real Audiencia, Superintendente General de Real Hacienda y Ramo del Tabaco de él, Prefidente de la Junta, Juez Confervador de efte Ramo, y Subdelegado General de el Eftablecimiento de Correos Maritimos en el mifmo Reyno.

HAGO SABER AL PUBLICO, Y ESPECIALMENTE A LOS SUGETOS QUE EN ESTOS Reynos fe han dedicado ó dediquen al Arte de la Cirujía, que por difpoficion de S. M., y á fu cofta, fe ha eftablecido en el Hofpital Real de Naturales de efta Capital una formal Cátedra ó Efcuela de Anatomia práctica y Operaciones de Cirujía, con el jufto fin de que en efta parte fe inftruyan los Facultativos como es conveniente y neceffario para el mayor acierto en la Profefion, y beneficio de la falud pública: á cuyo efecto, y para que el Real Animo tenga todo el logro á que fe dirige, he regulado oportuno hacer entender por efte Vando las advertencias y prevenciones figuientes.

Defde el dia de fu Publicacion no podrá el Real Proto-Medicato admitir á examen en dicho Arte á Sugeto alguno indiftintamente fin que le prefente formal Certificacion del Catedrático de dicha Efcuela que acredite eftar impuefto á fu fatisfaccion en la parte que correfponde á fu facultad.

Para efto ferá indifpenfable que quantos en el Diftrito de efta Governacion fe aplicaren en lo fucefivo á la Cirujía, acompañen fu práctica precifamente con la afiftencia á quatro Curfos completos en dicha Real Efcuela Anatomica, pues no ganarán tiempo alguno en otra, fin fer precifo que efte termino fea feparado del prefcrito por las Reales Pragmáticas, para aun que conforme á ellas afiftan á las Curaciones con fus Maeftros en los Cafos prácticos, puedan proporcionarfe horas para no faltar a fu afiftencia de dicha Efcuela y las Operaciones Chirurgicas.

Aquellos que ya hubiefen curfado fu práctica por algun tiempo, baftará que, provando fegun Derecho el que fuefe, cumplan en dicha Cátedra ó Efcuela el que les falte á completar los quatro Curfos prevenidos: efto es fi el Catedrático con la afiftencia á fus Lecciones durante aquel tiempo que le falte le hallafe apto para librarle la Certificacion que fe deja expreffada, por que de lo contrario habrá de continuar fu afiftencia á dicha Efcuela el mas tiempo que el mifmo Catedrático juzgafe precifo.

Sin embargo de que algunos de los que fe hubiefen dedicado á efte Arte hayan cumplido los quatro años en fu práctica fegun el método hafta ahora feguido en efte Reyno, no por ello eftarán exentos de obtener la prevenida Certificacion del expreffado Catedrático para prefentarfe al examen, antes si deberán afiftir á algunas Operaciones en dicha Efcuela para que aquel reconozca si está ó no en la debida aptitud de franquearle la referida Certificacion, por que en el cafo de no eftarlo habrá de Curfar allí el tiempo precifo para perfeccionarfe en aquello que le neceffite.

Todo lo expreffado fe entenderá tambien indiftintamente con los Individuos que en los Hofpitales de las demas Poblaciones de efta Governacion hayan ganado en dicho Arte de Cirujía la práctica del todo ó parte del tiempo prefcrito por las Leyes.

Qualefquiera que defde la Publicacion fe prefente á examen fin el requifito de la fobre dicha Certificacion, y obtubiere Titulo de tal Cirujano, le ferá de ningun valor, y fe le recogerá por el Superior Govierno, incurriendo ademas en las otras penas que tenga á bien aplicarle. Y á fin de que llegue á noticia de todos: Mando fe Publique y fige en efta Capital, y en todas las demas Ciudades, Villas y Pueblos del Diftrito de efte Vireynato. México diez de Abril [illegible] de mil fetecientos y fetenta.

El Marques de Croix

Por mandado de fu Excª.

2 Bando emitido por virrey de la Nueva España, Carlos Francisco de Croix. AGN, Instituciones coloniales, Hospitales (054), contenedor 21, vol. 50, exp. 5, f. 115, 10 de marzo de 1770.

Núm. 3. Fragmento del reglamento emitido por la Junta de Sanidad de Puebla en 1820, que presenta una visión que favorece la unión entre la medicina y la cirugía.[3]

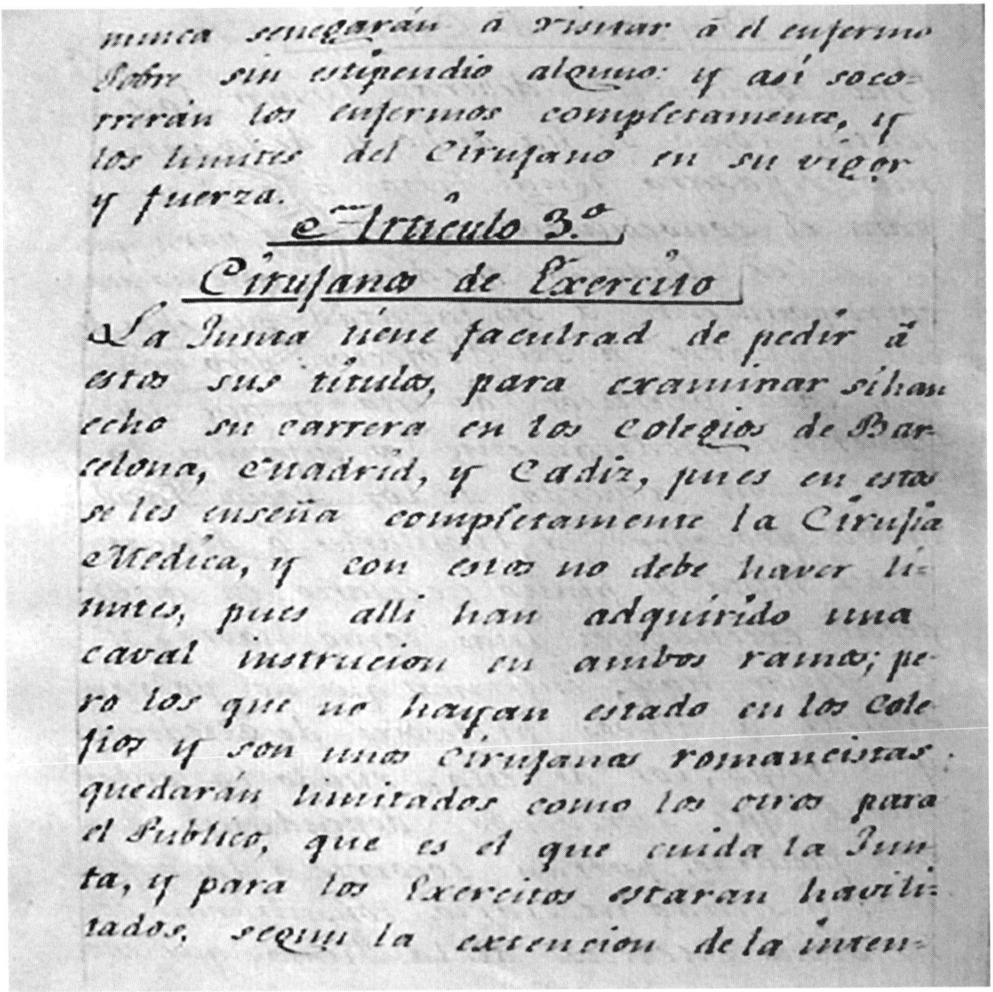
nunca se negarán á visitar á el enfermo
Pobre sin estipendio alguno: y así soco-
rrerán los enfermos completamente, y
los limites del Cirujano en su vigor
y fuerza.

Artículo 3.º

Cirujanos de Exercito

La Junta tiene facultad de pedir á
estos sus titulos, para examinar si han
echo su carrera en los Colegios de Bar-
celona, Madrid, y Cadiz, pues en estos
se les enseña completamente la Cirujia
Medica, y con estos no debe haver li-
mites, pues alli han adquirido una
caval instruccion en ambos ramos; pe-
ro los que no hayan estado en los Cole-
jios y son unos Cirujanos romancistas
quedarán limitados como los otros para
el Publico, que es el que cuida la Jun-
ta, y para los Exercitos estaran havili-
tados, segun la extencion de la inten-

[3] AHMP, Expedientes de sanidad, vol. 79, f. 52 vta.

Núm. 4. Fragmento de acta de cabildo, 1820.

La presión ejercida por la inconformidad de los habitantes (quienes solicitaron al gobierno que se aboliera la costumbre de exponer los cadáveres de los muertos en riña, ahogados y accidentes, en el Portal de la Audiencia) influyó en la aceptación de la inspección cadavérica por parte del estamento clerical, en favor del ejercicio quirúrgico y de la impartición de la justicia.[4]

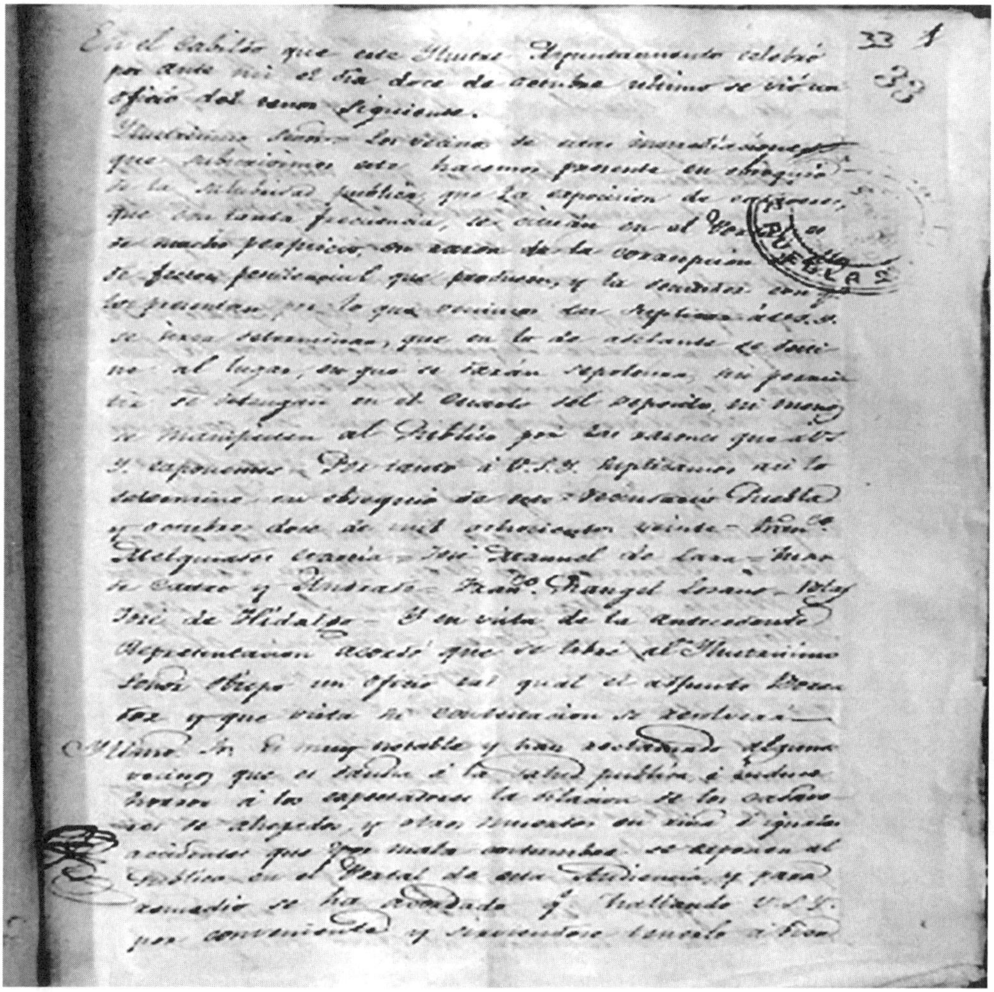

[4] AHMP, Expedientes de sanidad, vol. 79, f. 33, 1820.

Núm. 5. Portadas de los tres libros de Actas de la Academia Medico-Chirurgica (1824-1832) y de los Estatutos de la misma (1825).[5]

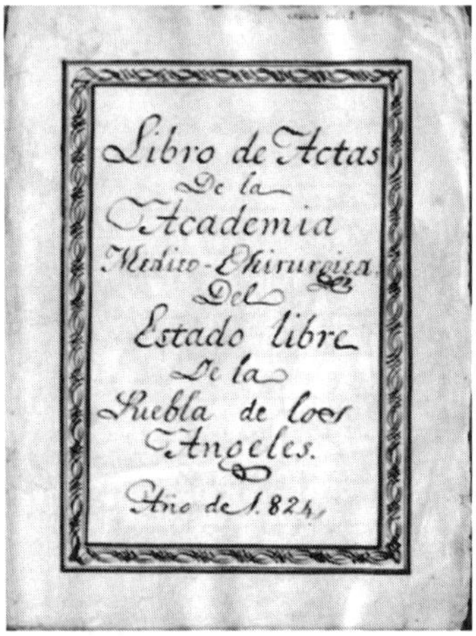

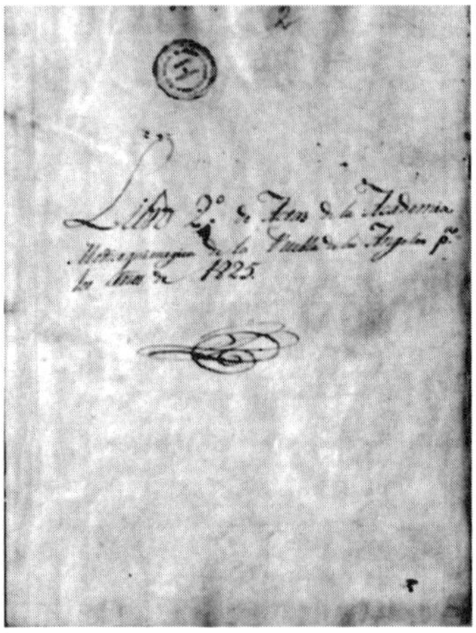

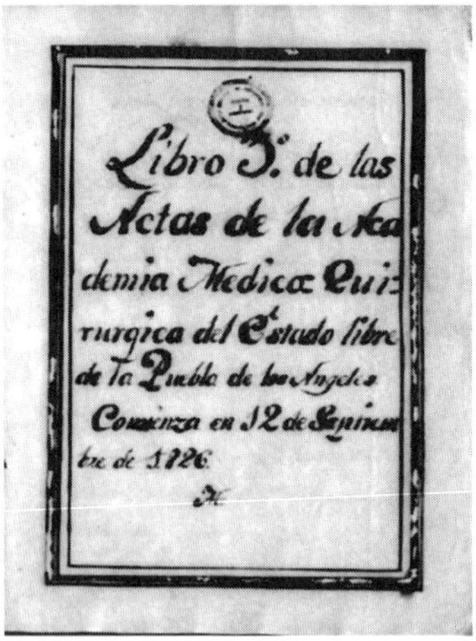

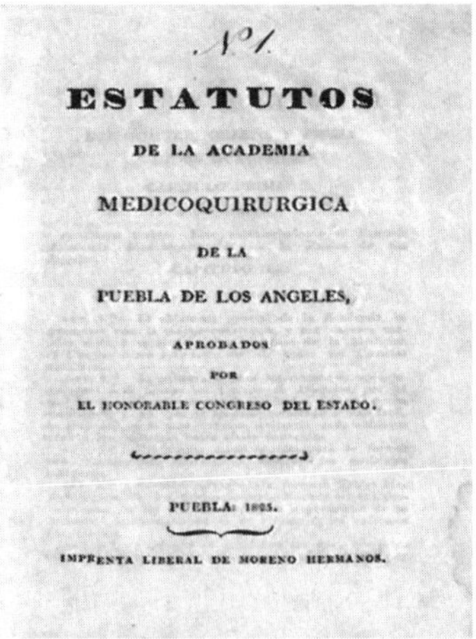

[5] Academia Medico-Chirurgica, *Libro de la Academia Medico-Chirurgica del Estado libre y soberano de la Puebla de los Angeles. Año de 1824*, [f. 2: Libro 1° de Actas]. Fondo Antiguo, Escuela de Medicina del Estado de Puebla, caja 38, secc. 2, exp. 7. (Del 1 ° de abril de 1824 al 14 de enero de 1825); *Libro 2° de Actas dela Academia Medicoquirurgica dela Puebla delos Angeles, para los años de 1825*. BHJML, Fondo de la Colección de la Escuela de Medicina del Estado de Puebla, Adquisiciones, Adquisición 1, Escuela de Medicina, vol. 36. (Del 15 de enero de 1825 al 9 de septiembre de 1826); *Libro 3° de las Actas de la Academia Medico-Quirurgica del Estado libre de la Puebla de los Angeles*. BHJML, Fondo Antiguo, Adquisiciones, Adquisición 2, Escuela de Medicina, vol. 37, f. 39. (Del 12 de septiembre de 1826 al 1 de febrero de 1832); Estatutos de la Academia Medicoquirurgica de la Puebla de los Angeles, aprobados por el Honorable Congreso del Estado, Imprenta liberal de Moreno Hermanos, Puebla, 1825. BHJML, Fondo Antiguo, Escuela de Medicina del Estado de Puebla, caja 24, exp. 27.

Núm. 6. Algunos socios que pertenecieron a la Academia Medico-Chirurgica de Puebla, entre febrero y diciembre de 1826,[6] entre ellos el presidente de México Guadalupe Victoria, Nicolás Bravo, Lucas Alamán y el obispo de Puebla Antonio Joaquín Pérez Martínez.

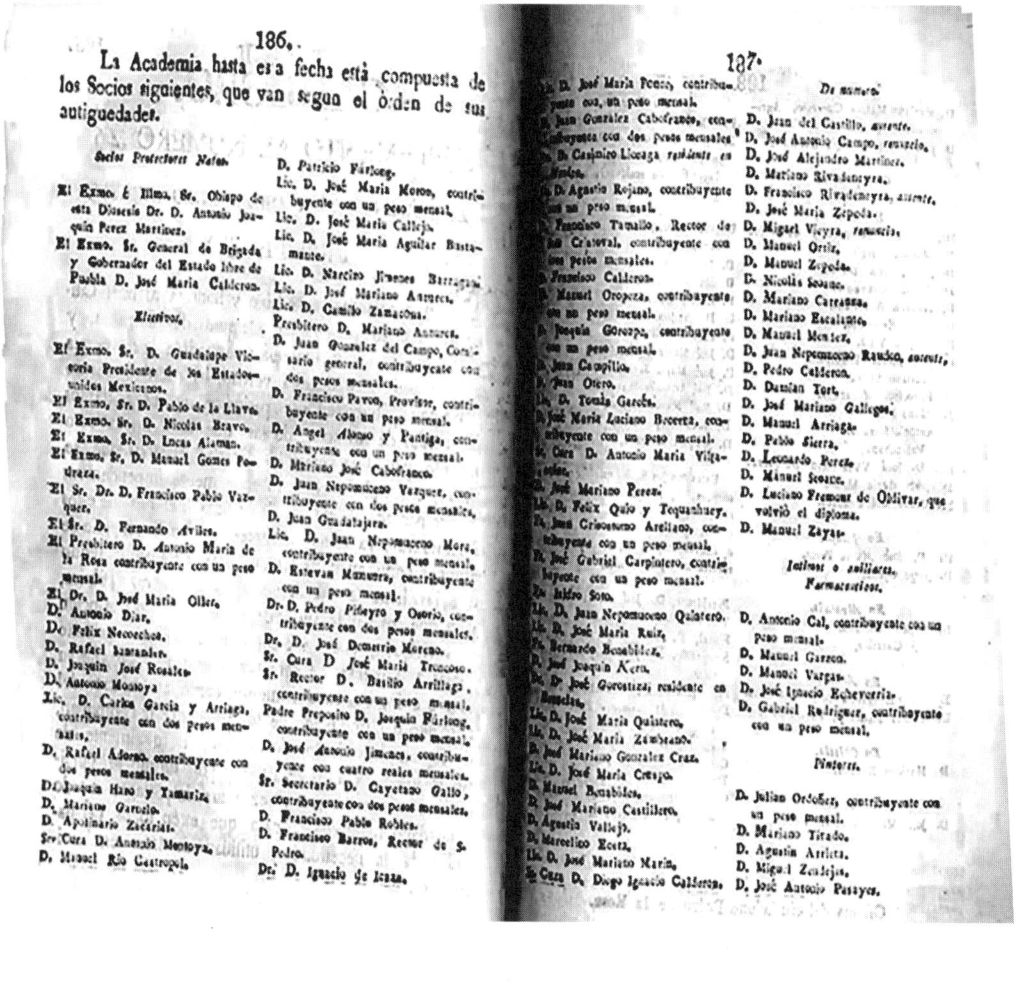

186.

La Academia hasta esa fecha está compuesta de los Socios siguientes, que van segun el órden de sus antiguedades.

Socios Protectores Natos.

El Exmo. é Illmo. Sr. Obispo de esta Diócesis Dr. D. Antonio Joaquin Perez Martinez.
El Exmo. Sr. General de Brigada y Gobernador del Estado libre de Puebla D. José Maria Calderon.

Electivos.

El Exmo. Sr. D. Guadalupe Victoria Presidente de los Estados-unidos Mexicanos.
El Exmo. Sr. D. Pablo de la Llave.
El Exmo. Sr. D. Nicolas Bravo.
El Exmo. Sr. D. Lucas Alaman.
El Exmo. Sr. D. Manuel Gomez Pedraza.
El Sr. Dr. D. Francisco Pablo Vazquez.
El Sr. D. Fernando Aviles.
El Presbitero D. Antonio Maria de la Rosa contribuyente con un peso mensal.
El Dr. D. José Maria Oller.
D. Antonio Diaz.
D. Felix Necoechea.
D. Rafael Santander.
D. Joaquin José Rosales.
D. Antonio Montoya.
Lic. D. Carlos Garcia y Arriaga, contribuyente con dos pesos mensales.
D. Rafael Adorno contribuyente con dos pesos mensales.
D. Joaquin Haro y Tamariz.
D. Mariano Garcelo.
D. Apolinario Zacarias.
Sr. Cura D. Antonio Montoya.
D. Manuel Rio Castropol.
D. Patricio Furlong.
Lic. D. José Maria Moron, contribuyente con un peso mensal.
Lic. D. José Maria Calleja.
Lic. D. José Maria Aguilar Bustamante.
Lic. D. Narciso Jimenez Barragan.
Lic. D. José Mariano Anzures.
Lic. D. Camilo Zamacona.
Presbitero D. Mariano Anzures.
D. Juan Gonzalez del Campo, Comisario general, contribuyente con dos pesos mensales.
D. Francisco Pavon, Provisor, contribuyente con un peso mensal.
D. Angel Alonso y Pantiga, contribuyente con un peso mensal.
D. Mariano José Cabofranco.
D. Juan Nepomuceno Vazquez, contribuyente con dos pesos mensales.
D. Juan Guadalajara.
Lic. D. Juan Nepomuceno Mora, contribuyente con un peso mensal.
D. Estevan Munuera, contribuyente con un peso mensal.
Dr. D. Pedro Piñeyro y Osorio, contribuyente con dos pesos mensales.
Dr. D. José Demetrio Moreno.
Sr. Cura D. José Maria Troncoso.
Sr. Rector D. Basilio Arrillaga, contribuyente con un peso mensal.
Padre Preposito D. Joaquin Furlong, contribuyente con un peso mensal.
D. José Antonio Jimenez, contribuyente con cuatro reales mensales.
Sr. Secretario D. Cayetano Gallo, contribuyente con dos pesos mensales.
D. Francisco Pablo Robles.
D. Francisco Barros, Rector de S. Pedro.
Dr. D. Ignacio de Icaza.

187.

D. José Maria Pozo, contribuyente con un peso mensal.
D. Juan Gonzalez Cabofranco, contribuyente con dos pesos mensales.
D. Casimiro Liceaga residente en Mexico.
D. Agustin Rojano, contribuyente con un peso mensal.
D. Francisco Tamallo, Rector de San Cristoval, contribuyente con dos pesos mensales.
D. Francisco Calderon.
D. Manuel Oropeza, contribuyente con un peso mensal.
D. Joaquin Gorospe, contribuyente con un peso mensal.
D. Juan Campillo.
D. Juan Otero.
Lic. D. Tomás Garcés.
D. José Maria Luciano Becerra, contribuyente con un peso mensal.
Sr. Cura D. Antonio Maria Villaseñor.
D. José Mariano Perez.
Lic. D. Felix Quio y Tequanhuey.
Fr. Juan Crisostomo Arellano, contribuyente con un peso mensal.
Fr. José Gabriel Carpintero, contribuyente con un peso mensal.
Fr. Isidro Soto.
Lic. D. Juan Nepomuceno Quintero.
Lic. D. José Maria Ruiz.
Fr. Bernardo Benabides.
D. José Joaquin Kera.
Dr. D. José Gorostiza, residente en Bruselas.
Lic. D. José Maria Quintero.
Lic. D. José Maria Zambrano.
D. José Mariano Gonzalez Cruz.
Lic. D. José Maria Crespo.
D. Manuel Benabides.
D. José Mariano Castillero.
D. Agustin Vallejo.
D. Marcelino Ecera.
Lic. D. José Mariano Marin.
Sr. Cura D. Diego Ignacio Calderon.

De numero.

D. Juan del Castillo, *ausente.*
D. José Antonio Campo, *renuncio.*
D. José Alejandro Martinez.
D. Mariano Rivadeneyra.
D. Francisco Rivadeneyra, *ausente.*
D. José Maria Zepeda.
D. Miguel Vieyra, *renuncio.*
D. Manuel Ortiz.
D. Manuel Zepeda.
D. Nicolas Seoane.
D. Mariano Carranza.
D. Mariano Escalante.
D. Manuel Mendez.
D. Juan Nepomuceno Rauco, *ausente.*
D. Pedro Calderon.
D. Damian Tort.
D. José Mariano Gallegos.
D. Manuel Arriaga.
D. Pablo Sierra.
D. Leonardo Perez.
D. Manuel Seoane.
D. Luciano Fremont de Oblivar, que volvió el diploma.
D. Manuel Zayas.

Intimos ó auxiliares.
Farmaceuticos.

D. Antonio Cal, contribuyente con un peso mensal.
D. Manuel Garzon.
D. Manuel Vargas.
D. José Ignacio Echeverria.
D. Gabriel Rodriguez, contribuyente con un peso mensal.

Pintores.

D. Julian Ordoñez, contribuyente con un peso mensal.
D. Mariano Tirado.
D. Agustin Arrieta.
D. Miguel Zendejas.
D. José Antonio Pasayes.

[6] *El Caduceo de Puebla*, t. VIII, Suplemento al núm. 46 del miércoles 15 de febrero de 1826, pp. 185-188. BPP, t. 32549.

Núm. 7. Fragmentos de la minuta de los dos primeros exámenes de cirugía presentados por Pablo Sierra y Manuel Arriaga, en el Estado de Puebla, en el convento de Santo Domingo el 11 de marzo de 1825.[7]

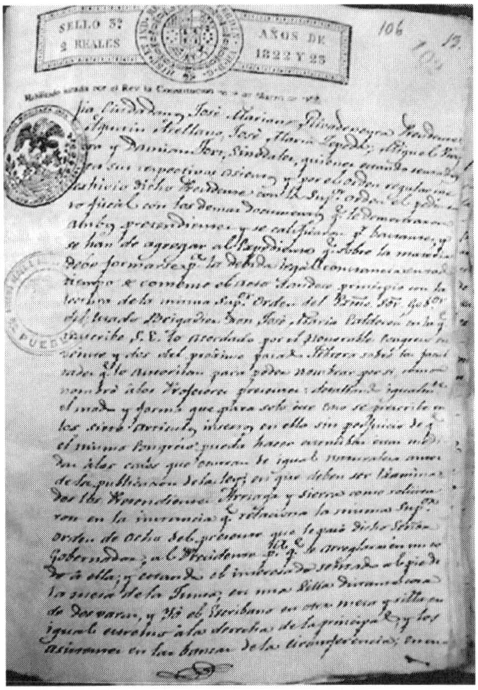

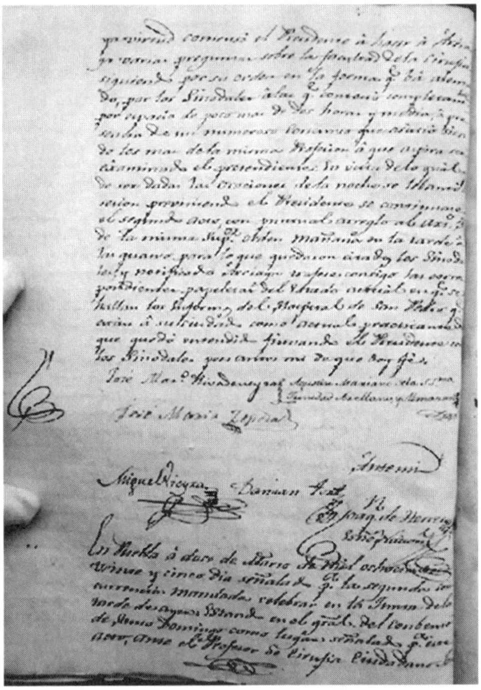

[7] AHMP, Expedientes de sanidad, vol. 79, ff. 106 y 106 vta.

Núm. 8. Lista del instrumental quirúrgico donado por el canónigo de la Catedral de Puebla, Mariano José Cabofranco, al Hospital general de San Pedro, en 1827.[8]

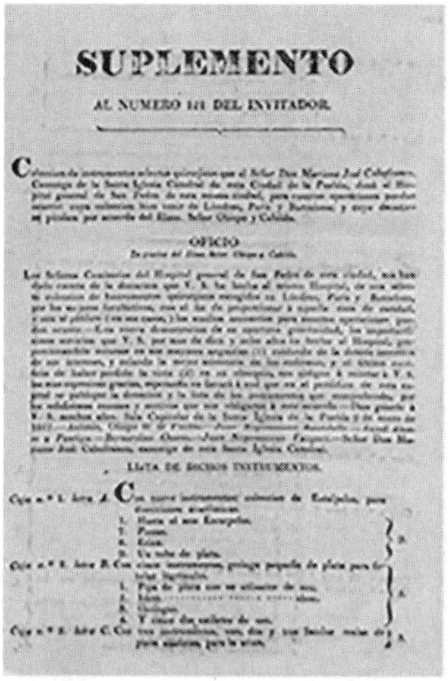

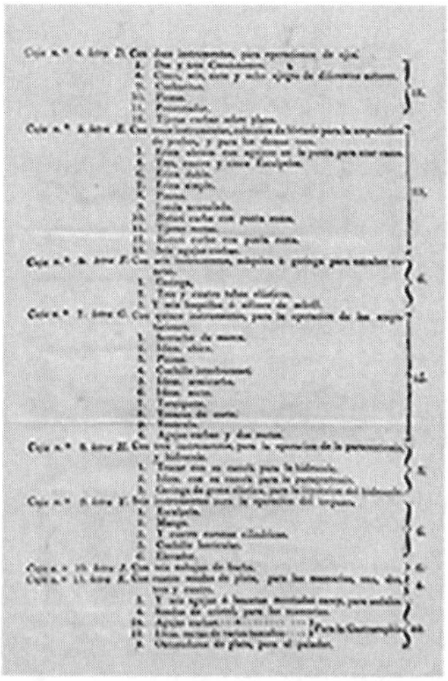

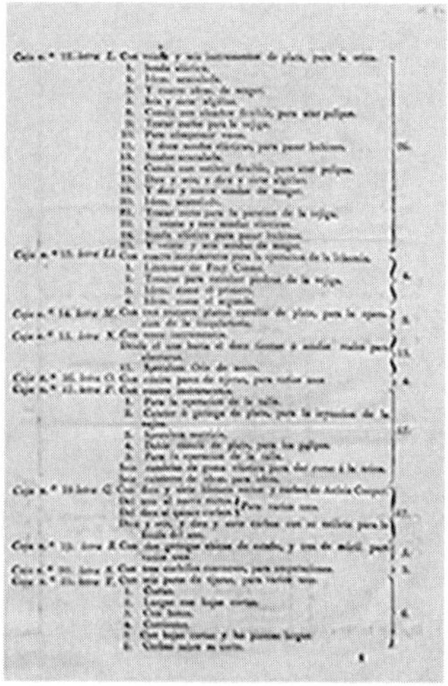

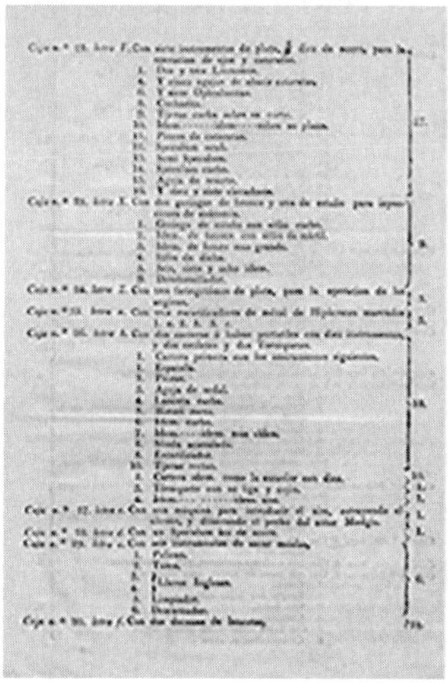

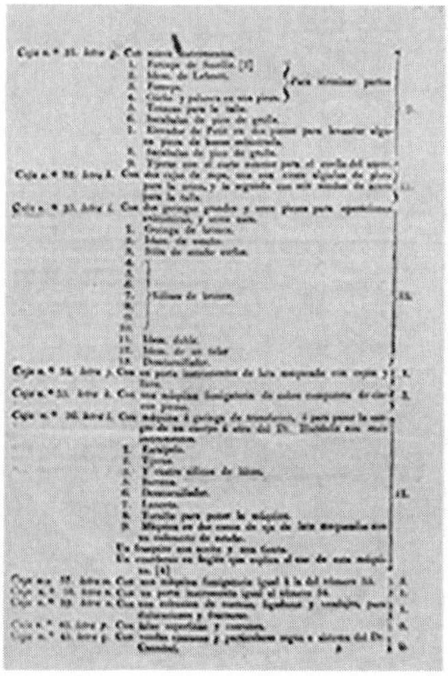

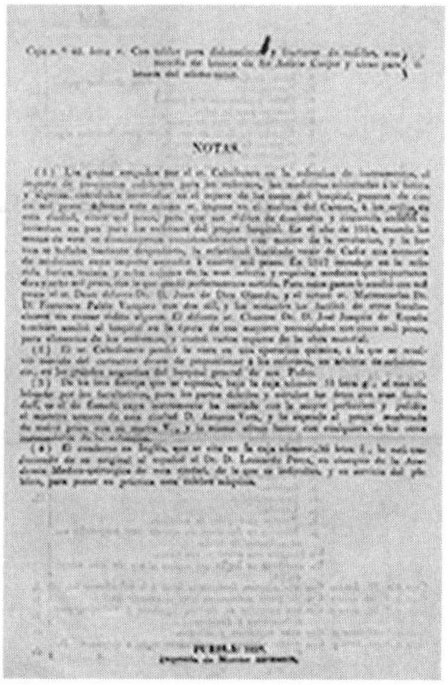

[8] *Suplemento al número 121 de del Invitador*, año II, núm. 119, p. 473-488, domingo 4 de marzo de 1827. H. Congreso del Estado, sesión del martes 9 de enero de 1827. UNAM, HNDM, microfilm.

Núm. 9. Portada de la Memoria a cerca de la utilidad que resulta de la unión de medicina y cirujía, que en opinión de José Joaquín Izquierdo sirvió de base para que se formulara la ley "Sobre el arreglo del ejercicio y estudio de la medicina", de 1831.[9]

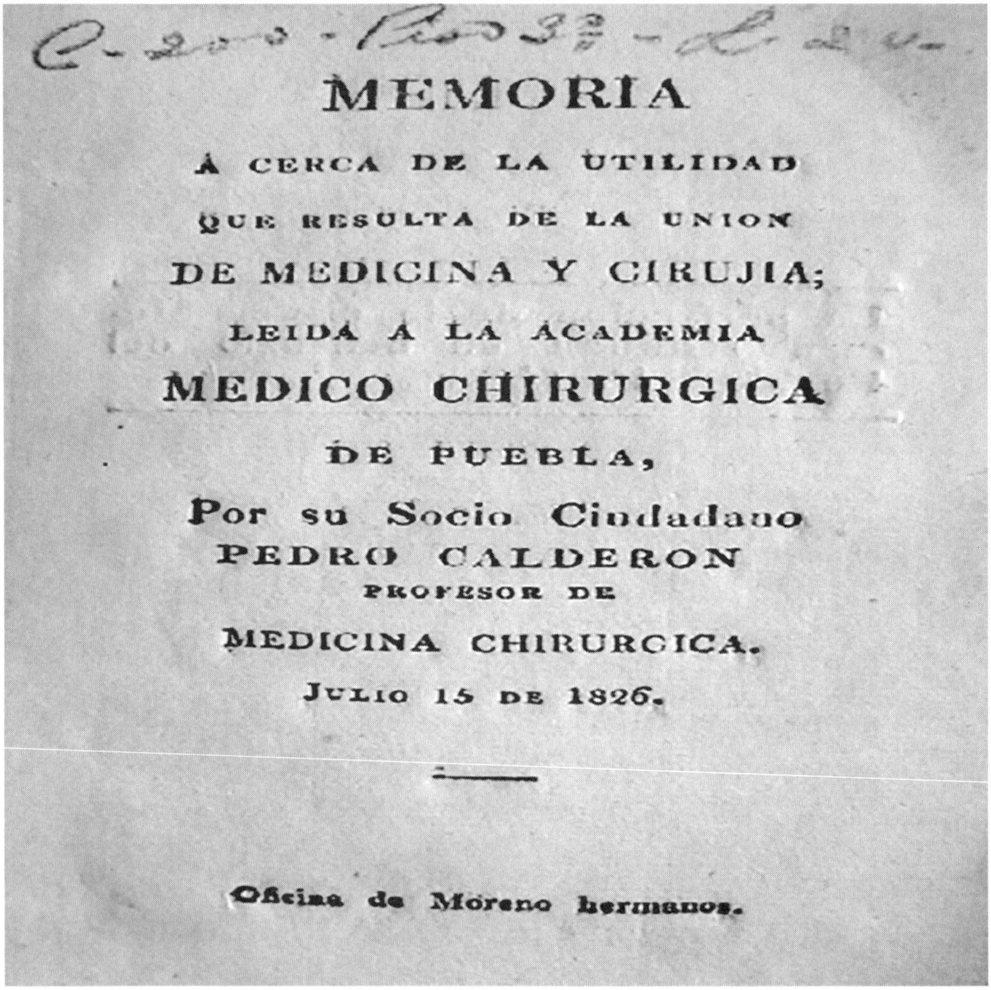

MEMORIA
Á CERCA DE LA UTILIDAD
QUE RESULTA DE LA UNION
DE MEDICINA Y CIRUJIA;
LEIDA Á LA ACADEMIA
MEDICO CHIRURGICA
DE PUEBLA,
Por su Socio Ciudadano
PEDRO CALDERON
PROFESOR DE
MEDICINA CHIRURGICA.
JULIO 15 DE 1826.

Oficina de Moreno hermanos.

[9] Calderón, Pedro, *Memoria á cerca de la utilidad que resulta de la unión de medicina y cirujia; leida á la Academia Medico chirurgica de Puebla, por su socio ciudadano Pedro Calderón Profesor de medicina Chirurgica*, 15 de julio de 1826, oficina de Moreno Hermanos, p. 3. BPP, núm. loc.: I- 02317.

Núm. 10. Proyecto de 1830, que proporcionó fundamento inmediato a la ley "Sobre el arreglo del ejercicio y estudio de la medicina", en 1831.[10]

"Proyecto de Ley para el arreglo del Ejercicio y estudio delas Ciencias Medicas en el Estado de Puebla. Año de 1830"
[f. 3] Titulo 1. Del Cuerpo Medico
Capitulo 1. De la organizacion del Cuerpo Medico y Supremo Consejo de Sanidad
Articulo1° Todos los individuos qe ejersan qualquier ramo de Medicina, formaran el Cuerpo Medico del Estado.
2°. Presidira á este Cuerpo una Junta en la Capital del Estado que se denominara Supremo Consejo de Sanidad.
3°. Se compondra de tres profesores de Medicina quirurgica; un Farmaceutico y un Escribano publico para la autorizacion de sus actos.
4° Estos individuos seran nombrados por el Gobernador del Estado a propuesta del Consejo de Gobierno, atendiendo en esta eleccion a la mayor instruccion y demas cualidades propias al desempeño del puesto.
5°. Los individuos que compongan el Consejo de Sanidad duraran el mismo periodo constitucional del Gobernador del Estado.
6°. En caso de renuncia, fallecimiento ó qualquier otro impedimento de alguno de los miembros del consejo de sanidad, se hara nueva eleccion segun el articulo 4°.
7°. El Consejo de Sanidad, tendrá un Presidente en turno siguiendo el orden de su eleccion por trimestres.
8°. Toda la autoridad del consejo en casos de policia será emanada del Gobierno.
9°. En casos criminales consultara solo á los tribunales del estado.
10°. Esta autoridad será reconocida por todos los individuos que ejersan qualquier ramo de Medicina en la estension del estado.
Capitulo 2°. Funciones de policia del Consejo Supremo de Sanidad
11°. Formara este cuerpo un reglamento interior para el buen ejercicio de sus operaciones, y será presentado al Gobierno para su aprobacion.
12° Matricularа átodos los Profesores de Medicina Quirurgica y los de Medicina aislada, Farmaceuticos, Dentistas, Oculistas, Flebotomianos y obstetrices, sin esclucion de ninguno en actual ejercicio.

[10] BHJML, Fondo Antiguo, Escuela de Medicina del Estado de Puebla, caja 24, exp. 53, ff. 3-12.

13°. Para esta Matricula se auxiliará por las Prefecturas del estado, y la presentará anualmente al Gobierno como un dato de Estadistica.
[f. 4] 14°. Expedirá patentes á todos los individuos que tengan titulo reconocido y legal, asi nacionales como estranjeros.
15°. Queda en todo su vigor la inspeccion del Cuerpo Municipal en este ramo.
16°. Queda también a voluntad del Consejo de Sanidad por medios directos e indirectos contestar la capacidad delos Profesores estranjeros, cuando se dude de la legitimidad desus titulos, é identidad de la persona.
17°. Se exeptuan de los articulos presuntos los profesores militares en actual servicio.
18°. Reclamará este Consejo [espresamente] el buen orden y decoro en el ejercicio de las facultades.
19°. Las faltas mayores y abusos de trascendencia los hara el Consejo de Sanidad presentes al Gobierno para las providencias siguientes
20°. Visitara todas las Boticas alternativamente [espresamente] que lo exijan las circunstancias, para lo que formara un reglamento anticipado para las de la capital.
21°. Delegará facultativos para las visitas de las mismas oficinas delas poblaciones cortas con reglamentos particulares segun las circunstancias.
22°. Los farmaceuticos que abusasen de su profesion alterando su medicina, sustituyendo una por otra; recargando sus precios, propinan-[f. 4 vta.] dolas donde existen profesores seran responsables severamente de estos abusos al Gobierno por medio del Consejo de Sanidad.
23°. Expedirá igualmente al Consejo patentes para ereccion de Botica, átodo Farmaceutico recibido y que se halle habilitado con todas las circunstancias necesarias, teniendo en consideracion la poblacion en que se fije.
24°. Sin perjuicio del mismo reglamento particular de Boticas queda responsable todo farmaceutico del despacho de medicinas de gerarquia sin rubrica de Profesor conocido, reservando las recetas fechadas para un caso de reclamo.
25°. Se prohibira la venta de qualquier droga desconocida estranjera o indigena con qualquier recomendacion o titulo, sin permiso y reconocimiento del Consejo.
26°. Los llamados peritos ó aficionados en el arte de curar, no se toleraran en las poblaciones grandes ni pequeñas donde halla otro que tenga titulo en qualquier ramo del arte de curar.
27°. El consejo de sanidad acorde con el Gobierno procurara que no fal-

ten en las cabezas de partido profesores bajo contratas nacionales que les procure una subsistencia decente.
28°. Cuidará también que los Flebotomianos [f. 5] ejersan su profesion previa patente y acreditada capacidad en la delicadeza de estas operaciones.
29°. Se limitaran álos Dentistas y oculistas ásus operaciones manuales, después de acreditada su destreza en estos ramos.
30°. Las matronas "o parteras" aprobadas, y las cursantes en la catedra del estado destinada solo á ellas, se restringiran á la simple asistencia de las pacientes sin proceder á ninguna operacion ni prescripcion deMedicinas internas.
Capitulo 3°. De las funciones Cientificas del Consejo
31°. El Consejo se presentará állenar todas las comisiones que reciba del Gobierno, teniendo por objeto la salubridad publica.
32°. Presentará reglamentos á las autoridades competentes sobre policia medica, para extinguir los abusos que se cometan en este ramo.
33°. Una de las principales atribuciones del Consejo sera la conservacion y propagacion dela Vacuna por los reglamentos establecidos, ú otras que juzguen necesarios.
34°. En casos de epidemias se procurara todo los datos posibles que ilustren respecto dela [f. 5 vta.] naturaleza y caracter de la enfermedad.
35°. Para lo qual sera auxiliado por los informes de las municipalidades ó profesores residentes delos lugares amagados.
36°. Sobre estos datos convocara una junta de Profesores dela Capital para dictar las providencias que jusgue oportunas, de cuyos resultados dara inmediatamente cuenta al Gobierno.
37°. Exitará por todos los medios posibles á los Profesores al estudio en sociedades para mayor instruccion y decoro dela facultad.
Titulo 2. Del establecimiento de las Catedras de Medicina
Capitulo 1. De las Catedras y sus Reglamentos
38.° Habrá seis cátedras en el orden siguiente
1ª. de Anatomia. 2ªª. de Operaciones y Partos. 3ªª. de Fisiologia y Patologia interna y externa. 4ªª. Terapeutica. 5ªª. Higiene y Medicina legal 6ªª. Clinica Medica y Quirugica.
39°. [Primera cátedra] La Catedra de Anatomia se instalará en el Hospital de San Pedro y se cursará el primero y segundo año por la mañana [f. 6] de siete a ocho en el verano; y de ocho a nueve en el invierno.
40°. Se dividirá la época del estudiar de esta Catedra en cuatro semestres,

comenzando el primero el primer dia del mes de Octubre y finalizará el ultimo de Marzo En este el Catedratico dara un curso de Disecciones anatomicas, exigiendo de los discípulos las lecciones según el orden de los libros elementales.
41°.° En el segundo semestre explicara la Anatomia general.
42°. En el primer semestre del segundo año completara el curso de Direcciones sino concluyo el antecedente y comenzara otro nuevo y asi sucesivamente.
43°. Sera de obligación del Catedratico formar un Museo Anatomico, 1 ° ° de esqueletos de ambos sexos y de distintas edades, ya naturales ya artificiales. 2 ° ° de todas las partes que por su conformación particular por desarrollo u alteraciones morbosas merescan la atención medica.
44°. Se dotará esta Catedra con instrumentos y demas utensilios necesarios para las disecciones, y dos mozos para la época de estas, conservando uno para lo restante del año.
45°. Queda responsable el catedrático de los instrumentos y utensilios que recibirá por inventario excluyendo los que se inutilicen en el servicio dando parte de esto al consejo superior.
46°. Procurará que los cursantes se adiestren lo posible en las disecciones.
[f. 6 vta.] Segunda Catedra. De Disecciones y Partos
47°. Esta se cursara tambien en el Hospital de San Pedro por las tardes de cuatro a cinco del primero y segundo año, siendo simultanea con la primera, empleando el primer semestre en un curso de Operaciones sobre el cadáver.
48°. En el segundo semestre del primer año explicara un sistema completo de Partos en su parte teorica y operatoria.
49°. En el primer semestre del segundo año acabara el curso de operaciones si no lo completo y comenzara otro nuevo, y asi sucesivamente en el semestre siguiente.
50°. Respecto de utensilios mozos e instrumentos se observara lo mismo que en la Catedra de Anatomia.

3ª. Catedra. De Fisiologia y Patologia interna y externa

51°. Esta se cursara el tercer año en el colegio del estado de nueve a diez de la mañana donde se darán lecciones de Fisiologia y por la tarde de cuatro a cinco, Patologia interna y externa.
52°.Se procurara que el local de la Catedra sea comodo, aseado y con los utensilios indispensables
[f. 7] 4ª. Catedra. De Terapeutica y Materia medica

53º. Esta Catedra será tambien en el Colegio del estado de nueve a diez de la mañana de todo el cuarto año

5ª. Catedra. De Higiene general y Medicina legal

54º. Sera tambien en el Colegio del estado de cinco a seis de la tarde del mismo cuarto año. Tendrán el mismo local estas dos cátedras con las condiciones de la tercera

6ª. Catedra. De Clinica interna y externa

55º. La Clinica externa o quirúrgica se practicara en el Hospital de San Pedro los dos años primeros con el Profesor del departamento de hombres. La interna el tercero y cuarto año con el Profesor de este ramo del mismo hospital y del mismo departamento, será en esta practica a las horas acostumbradas de la visita.

56º. Los cursantes de Clinica llevaran la observación de los enfermos que les designe el Director; y al fin de la enfermedad harán extractos de estas mismas observaciones

[f. 7 vta.] 57º. En este curso procurara el Profesor llamar la atención de los cursantes a las enfermedades particulares y sus síntomas

58º. A discreción del Director tendrá media hora diaria para reconocer los extractos y hacer las observaciones y explicaciones oportunas.

59º. Se recomienda la practica de la Auscultacion en las tres cavidades.

60º. En las enfermedades que presentan algún interes terminando por fallecimiento hara la autovía aprovechándose de esta ocacion para explicar la Anatomia patológica complementando con esto los extractos.

61º. Los Catedraticos presentaran al principio de sus cursos el plan de estudios que se propongan seguir, en el que designaran los autores elementales y método que deban seguir en su enseñanza, ya sea dando lecciones por escrito a sus discípulos, o siguiendo las de algún autor impreso, con las modificaciones que crea oportunas.

62º. El consejo de sanidad cuidara de que la asistencia sea puntual a las horas designadas por los artículos antecedentes, y será tambien de su inspección el orden interior de dichas cátedras, para lo que las podra visitar a discreción.

[f. 8 vta.] 63º. El vedal del Colegio del Estado quedara encargado de las faltas de todas las asistencias de los catedráticos, y dara cuenta al supremo consejo para hacer la rebaja correspondiente de sus sueldos.

64ª. Queda al arbitrio del consejo velar las faltas de los Catedraticos de Anatomia y operaciones, con anuencia previa de los mismos catedráticos.

65º. En caso de enfermedad, ausencia presisa y ocupación indispensable

se pondrá un substituto profesor con anuencia del Consejo.
66°. Los profesores suplentes y los que gratuitamente asistan a oir las lecciones de las Catedras tendrán un merito para la provision sucesiva de ella.

Capitulo 2°. De los Catedraticos

67°.Para la provision de las Catedras se hara una convocatoria por el Gobierno a todos los Profesores del estado y fuera de el, y extranjeros que tengan autorizacion legal para ejercer la facultad.
68°. Esta convocatoria se hara por papeles públicos con termino perentorio.
69°. Los Candidatos que resulten se presentaran al Consejo de sanidad desginando las Catedras a que aspiran.
[f. 8 vta.] 70°. Se procederá a las operaciones y provisiones de las Catedras en el mismo orden sucesivo que tienen.
71°. El consejo de sanidad en uno o varios volúmenes de Anatomia Descriptiva abrirá tres puntos de los que elegirá uno el Candidato, cuyo acto será autorizado por el Escribano, quedando asentado el punto elegido.
72°. Se presentara al anfiteatro a presencia del Consejo con su Secretario, delante de quienes hara la Diseccion de la región del punto que designo describiendo las partes topográficamente, aisladas y en sus relaciones mutuas, clasificara los tejidos que haya comprendido en la diseccion dando a cada uno de ellos sus atributos vitales y organicos, designando el estado actual de su desarrollo, y responderá al catequismo que se le haga sobre el mismo objeto, cuyo acto no deberá de pasar de dos horas.
73°. Para la Catedra de operaciones y Partos se hara la oposición del mismo modo que en la anterior, practicando las operaciones y respondiendo al catequismo respectivo.
74°. Para las demas Catedras puramente teoricas se abrirán puntos con la anticipación de cuarenta y ocho horas las que terminadas [f. 9] se presentara el opositor en el General del Colegio Nacional releyendo una hora de memoria o por escrito, y concluida la relecion sufrirá media hora de catequismo.
75°. Se exeptuan de la oposición a los Profesores de Clinica y deberán ser siempre los Directores del Hospital de San Pedro.
76°. Ningun Profesor podra optar dos Catedras a un mismo tiempo.
77°. Despues de concluidas las Oposiciones a una Catedra o a todas, el Consejo elegirá a pluralidad de votos los sujetos que deban optarla, graduando primero y segundo lugar si el numero de opositores lo permite, y

presentará estas listas al Gobierno acompañadas de todos los actos autorizados por el Secretario, para que las confirme y expida el nombramiento de Catedratico a los primeros lugares, sino se encuentra infraccion del reglamento de oposiciones.
78°. Cuando el Presidente u otro miembro de los que componen el concejo de sanidad sea uno de los opositores, en su oposición se remplazara por un suplente nombrado por el Gobierno.
79°. Los sueldos que por ahora se asignan a los Catedraticos son los que constan en e(l) estado adjunto
[f. 9 vta.] Capitulo 3°. De los Alumnos y sus exámenes
80°. Todo individuo que desde el establecimiento de Catedra solicite cursar estas, con objeto de recibirse deberá presentarse al Consejo de sanidad, quien encontrarando las cualidades que abajo se expresan, lo asentara en la Matricula de cursantes que al efecto debe formarse.
81°. Las qualidades que se requieren para ser cursantes son: 1ª no tener un impedimento físico notable en la edad sentidos y movimientos. 2ª tener honradez y buenas costumbres 3ªª educación literaria en la que hallan aprendido Latinidad, Logica y algunos principios Fisicos matematicos, constando esto por Certificados de los Catedraticos respectivos de los Colegios y casas publicas de estudio.
82°. No tendrán destino ni ocupación incompatible con la puntual asistencia a las Catedras.
83°. Admitidos y matriculados a la catedra respectiva deberán asistir puntualmente a las horas prevenidas, respetar y obedecer a las Catedraticos, manejarse entre si con decencia y urbanidad y lo mismo respecto del publico, y ante los demas profesores.
84°. El catedratico llevará una nota secreta en [f. 10] la que conste con la posible imparcialidad, 1°. la aplicación y adelanto notable de algunos alumnos. 2° las faltas y omisiones de otros, cuya nota pasara sucesivamente de catedratico a catedratico, y servirá de dato para los exámenes escolares.
85°. Si las faltas de aplicacion de decencia y moralidad fueren notables, el Consejo de sanidad, previo informe del Catedratico lo borrará de la Matricula.
86°. Los llamados practicantes del Hospital de San Pedro se distribuirán en las -catedras según su tiempo y adelantos con conocimiento del Consejo, obligándolos a que cursen mas o menos tiempo la la(sic) Catedra de Anatomia.

87°. Los cursantes no podran pasar de una Catedra a otra al fin de cada curso, sin haber cumplido el tiempo prevenido en el reglamento y un examen particular por los otros Catedraticos, eceptuandose el propio.
88°. Ninguno se debe eceptuar de examinarse concluido el tiempo de su curso aunque no este apto para pasar a otra Catedra.
89°. Para que no se retraigan de este acto se suprime la Calificacion de Reprehendido, y se sustituye la de incompleto.
90°. Los exámenes para revalidar a los alumnos en la Facultad de Medicina Quirurgica seran de la inspección exclusiva del Consejo Superior de Sanidad.
91°. El que solicite revalidarse se presentará for- [f. 10 vta.]malmente al Consejo haciendo constar por certificado que ha cursado todas las catedras, y que en sus exámenes particulares ha sido suficientemente aprobado.
92°. Reconocidos todos estos documentos el Presidente del Consejo, designara los días en que se deba verificar el examen.
93°. Los sinodales seran cinco; el Presidente del Consejo que presidira el acto, dos Catedraticos y dos Profesores que delegara el mismo Consejo.
94°. Dos tardes sucesivas seran las del examen, la primera tarde en la casa del Presidente o de otro de los sinodales, la segunda será en el Anfiteatro.
95°. La primera tarde se le hara un Catequismo sobre todos los ramos de la Ciencia, y la segunda demostrara sobre el Cadaver la parte que se le pide. Practicara en el mismo una operación al arbitrio de los Sinodales y presentará un extracto de observaciones clínicas, ya internas o externas de dos enfermos que le designaran los Catedraticos de Clinica anticipadamente a su presentación al examen.
96°. Todos estos actos seran autorizadas por el Secretario Escribano del consejo de sanidad.
97°. Retirado el examinado y todos los asistentes, procederán a la votacion de estilo.
98°. Si resultase aprobado se llamará, y el [f. 11] Presidente informándole de su aprobación, le exhortara al estudio, a los nuevos deberes que ha contraído hacia la humanidad, y el Secretario le tomara el juramento de la Constitucion federal y del estado y del buen uso y legalidad de su nueva profesión.
99°. Los honorarios de los Sinodales seran ocho pesos a cada uno por las dos tardes, y lo mismo al Escribano cuyo dinero se depositara con anticipación en manos del Presidente del Consejo.

100°. Con la acta de los Examenes y el acuerdo de aprobación firmada por los Sinodales y autorizada por el Escribano se dara cuenta al Gobierno para que por su Secretario se le expida al candidato el despacho correspondiente.

[f. 11 vta.] Articulos adicionales

101°. Hasta la organizacion delas catedras de Farmacia y Botanica, el estudio y examinacion de los que se dediquen a este ramo, se sugetaran en todo al Decreto de 27 de Febrero de 828.

102°. Los Flebotomianos despues de dos años de practica en el Hospital de San Pedro, y las obstetrices cuando las presente su catedratico se presentaran al Consejo con su correspondiente Certificado, y se admitiran á Examen de una tarde, siendo sinodales los miembros del Consejo con autorizacion del Escribano, y despues de recibir la aprobacion se les expedira por Presidente, el correspondiente titulo.

103°. Los honorarios de los sinodales seran dos pesos á cada uno, y cuatro al Escribano.

104°. Respecto delos Flebotomianos establecidos sin examen pueden presentar un certificado de practica civil, por un Escribano publico con testigos fidedignos, y este sera suficiente para proceder ásu examen, que se sugeta á los gastos de las obstetrices.

Puebla Septiembre, 8 de 1830

Plan de Cátedras de Medicina Quirúrgica en el Estado de Puebla

Años	*Semestres*	*Horas y Materias*	*Autores*	*Catedrático*	*Sueldo*
1º	1er.	De 7 a 8 en invierno y de 6 a 7 en verano Anatomía Descriptiva	por Boger	Primero	600 pesos
		Por la tarde de 4 a 5 Operaciones	Sabatier	Segundo	
	2º.	Por la mañana Anatomía General	Bichat, [Beclan]	Primero	500 pesos
		Por la tarde de 4 a 5 Partos	Capurosa y tablas de Magrier	Segundo	
2º.	Repetición de las mismas Cátedras				
3º.	1er.	De 9 a 10 de la mañana Fisiología	Richerand	Tercero	500 pesos
		De 4 a 5 tarde Patología interna y externa	Roche y [Somson]	Ydem.	
	2º.	Mañana y tarde. Repetición			
4º.	1er.	9 a 10 mañana Terapéutica y Materia médica	Leandro Beaubains	Cuarto	400 pesos
			Atibano		
		Tarde 4 a 5 Higiene general	Rostán	Quinto Cuarto	400 pesos
	2º.	Mañana Repetición del 1er. Semestre de 4 a 5 de la tarde Medicina legal	Briand	Quinto	400 pesos
		La Clínica en el Hospital de San Pedro, los dos años primeros la externa y los dos últimos la interna.		--------------	--------
		Gratificación de los facultativos de Hospital		Suma	2800 pesos

Núm. 11. Ley "Sobre el arreglo del ejercicio y estudio de la medicina".[11]

El Congreso del Estado libre y soberano de Puebla decreta:
1º. Se prohíbe en el Estado, bajo las penas que establece esta ley, el ejercicio de cualquier ramo de la ciencia médica, aún los de flebotomía y obstetricia, sin autorización espresa del Gobierno.
2º. Este la dará solamente a los que fueren ecsaminados y aprobados con arreglo à esta ley, y à los profesores nacionales ò estrangeros que acreditaren serlo con diploma de autoridad competente, é identificaren su persona ante la Dirección de sanidad.
3º. Los médicos, cirujanos, dentistas y oculistas avecindados actualmente en el Estado, y que tengan diploma de autoridad competente, continuarán ejerciendo su profesión, sujetándose a lo prevenido en esta ley.
4º. Los profesores de medicina o cirugía que quieran ser autorizados para ejercer el ramo en que no están aprobados, deberán sujetarse a ecsamen a más tardar dentro de dos años; quedando suspensos si pasado ese término no lo hubieren verificado.
5º. No se comprenden en el artículo anterior los profesores de un ramo de la facultad que hayan ejercido el otro por quince años cumplidos.
6º. Los prefectos y Sub-Prefectos abrirán dentro de dos meses una matrícula de los profesores que se hallen en sus respectivos departamentos y partidos, y sentarán al calce de los diplomas constancia de quedar registrados en ella, remitiéndola al Gobierno luego que esté concluida.
[f. 79] 7º. En los poblaciones en que hubiere médico o cirujano autorizados por el Gobierno y en el uso de su profesión, la autoridad superior pública local prohibirá respectivamente el ejercicio de esos ramos a los curanderos llamaros peritos.

[11] *Colección de acuerdos y decretos espedidos por el Primer Congreso Constitucional en sus últimas sesiones estraordinarias, y por el segundo y tercero en los años de 1830 y 1831*, Puebla, Imprenta del Supremo Gobierno del Estado dirigida por el C. José Mariano Grijalva, calle del Hospicio, ff. 78-81. BHJML-BUAP. Ub. Top.: 11160602; *Colección completa de las leyes, decretos y ordenes ó acuerdos legislativos del Estado de Puebla desde la primera época en que la Nación adoptó el sistema federal republicano hasta nuestros días. Este tomo comprende las que expidió el Congreso constitucional en los años de 1830 y 1831*, t. III, núm. 65, Puebla, Edición de *El Observador Judicial*, Imprenta de M. Corona Cervantes, pp. 64-67. BACEP, Leyes y decretos del Estado de Puebla, XLIV legislatura, t. III, 1830-1831, núm. loc.: 007-246; y *Colección de acuerdos y decretos espedidos por el primer congreso constitucional en sus últimas sesiones estraordinarias y por el segundo y tercero en los años de 1830 y 1831*, Puebla, Imprenta del Supremo Gobierno del Estado, dirigida por el C. José Mariano Grijalva, 1832, t. III, núm. 65, p. 78. BACEP, Leyes y decretos del Estado de Puebla, núm. loc.: 005-244.

8°. A los que sin autorización del Gobierno ejercieren cualquier ramo de la facultad, se les castigará gubernativamente por la primera vez con una pena pecuniaria que no baje de diez pesos, ni ecseda de veinticinco; o con la de doce hasta treinta días de prisión, doble por la segunda, y dos años de destierro de la comarca del pueblo por la tercera, previa formación de causa.
9°. Las mismas penas sufrirán los que después de dos años de publicada esta ley, estando autorizados para ejercer la facultad de un ramo, se mezclaren en otro.
10°. Entretanto se puede dar más estensión al estudio de la ciencia médica, se estableceran las cátedras siguientes: 1ª. de Anatomía general y descriptiva. 2ªª. De operaciones y partos. 3ª. De Fisiología e Higiene. 4ª. De materia médica y medicina legal. 5ª. De Clínica Médica y Patología interna. 6ª. De Clínica - quirúrgica y Patología esterna. 7ª. De Botánica.
11°. Se dotará la primera con seiscientos pesos anuales: con quinientos la segunda; y las restantes con cuatrocientos cada una.
12°. Las cátedras primera, segunda, quinta y sesta se establecerán en el hospital de San Pedro, y las restantes en el Colegio del Estado.
13°. Se proveerán por el Gobernador a propuesta en terna del Consejo, sacada de un número doble que al efecto le consultará la Dirección de Sanidad.
14°. Los Catedráticos presentarán a la Dirección de estudios, dos meses antes de comenzar sus cursos, el método que se propongan seguir, designando los autores elementales porque hayan de hacer la enseñanza, para que lo apruebe o reforma con consulta de la de sanidad.
15°. Los que se presentaren al estudio de las ciencias médicas con el fin de hacerse profesores, deberán acreditar ante la Dirección de sanidad su honradez; que han cursado gramática latina, lógica y física; y que tienen alguna inteligencia en la versión del francés.
16°. Los cursos de teórica se harán en cinco años por el orden siguiente: el primero y segundo serán de Anatomía general y descriptiva; el tercero de Fisiología e Higiene; y el cuarto y quinto de operaciones, partos, materia médica y medicina legal
17°. La Botánica se cursará dos años continuos en los términos que prevenga el reglamento.
18°Los cursos de Clínica-quirúrgica y Patología esterna se harán los dos primeros años de la teórica; y los tres restantes serán de Clínica - médica y Patología interna.

[f. 80] 19º. La Dirección e Sanidad, con presencia del tiempo y aprovechamiento de los actuales practicantes de la ciencia médica, los distribuirá en las cátedras, y les designará el término por el que deben cursar la de Anatomía.
20º. El Gobierno no admitirá solicitudes sobre dispensa de cursos.
21º. Se celebrarán exámenes anualmente por los catedráticos de la facultad, reunidos al efecto; y se sujetarán a ellos todos los cursantes; los que no podrán pasar de una a otra cátedra sin la calificación de aprovechados.
22º. Los que aspiren a ser profesores, sufrirán un ecsámen de teórica y otro de práctica por la Dirección de Sanidad: la que calificará en secreto y a pluralidad absoluta de votos la aptitud del pretendiente.
23º. Los ecsámenes de Farmacia se harán por la misma Dirección, autorizando el acto el Secretario de ella.
24º. Las obstectrices residentes en la capital, después de dos años de publicada esta ley, no se admitirán a ecsamen por la Dirección, sin certificado del catedrático respectivo: ni los flebotomianos, residentes en ella, podrán presentarse sin el de dos años de práctica en el hospital de San Pedro.
25º. Los que sin ecsamen estuvieren actualmente ejerciendo la Flebotomía, serán admitidos a él, justificando previamente por medio de una información, que tienen práctica civil.
26º. En los reglamentos que formará el Gobierno conforme a estas bases, y que pasará al Congreso para su aprobación, se designarán los derechos que debe llevar la Dirección por los ecsamenes de que hablan los artículos 22, 23, 24 y 25, teniendo en consideración sus gravámenes.
27º. La Dirección de Sanidad se compondrá de cinco individuos propietarios y dos suplentes. Los primeros serán dos profesores de Farmacia, y mientras no hubiere médico-quirúrgicos, dos de Medicina y uno de Cirugía, o al contrario: y los dos suplentes, uno farmaceútico y el otro médico o cirujano.
28º. Uno y otros se nombrarán por el Gobierno a propuesta de su Consejo.
29º. Los miembros de la Dirección turnarán en la presidencia por el orden de su nombramiento.
30º. Ningún profesor podrá escusarse de ser miembro de la Dirección, sin causa justificada a juicio del Gobernador y su Consejo.
31º. La Dirección se renovará cada dos años, cesando por el orden de su nombramiento dos profesores de Medicina o Cirugía, y no de Farmacia.
32º. Se reunirá en el local que le designe el Gobierno, un día útil de cada

mes, y siempre que ella lo acuerde o lo prevenga un presidente. [f. 81]
33º. Tendrá un secretario y un portero auxiliar de éste, nombrados por la misma Dirección, y dotados según lo prevenga el reglamento.
34º. Son atribuciones de la dirección:

1ª. Expedir el correspondiente título a todos los que fueren ecsaminados y aprobados por ella.

2ª. Formar los reglamentos necesarios para la mejor administración de las boticas.

3ª. Visitar por medio de individuos de su seno las de la capital; y las foráneas por comisionados de su confianza, asociándose unos y otros a la Comisión que el Ayuntamiento nombre al efecto.

4ª. Proponer al Gobierno las medidas conducentes para la mejor administración de la vacuna.

5ª. Reunir en caso de epidemia los datos suficientes para formar concepto de ella, y proponer al Gobierno los medios de estinguirla, y preservar a los sanos.

6ª. Procurar de acuerdo con el Gobierno proveer de facultativos a los partidos.

7ª. Informar las quejas que le pasaren los tribunales sobre abusos de la facultad.

8ª. Velar sobre la puntual asistencia de los catedráticos.

35º. Se aplican a la enseñanza de las ciencias médicas los fondos destinados al Jardín Botánico. El déficit que resultare, se cubrirá con los productos de los ramos de la lotería de San Felipe y San Pedro.

Dado en Puebla a 6 de junio de 1831.

Núm. 12. Reglamento para el ejercicio y estudio de las ciencias médicas, decretado por el tercer Congreso Constitucional del Estado de Puebla en 28 de mayo de 1832. Dado a conocer a los habitantes de Puebla por el general de brigada Juan José Andrade, gobernador y comandante general del Estado libre y soberano de Puebla.[12]

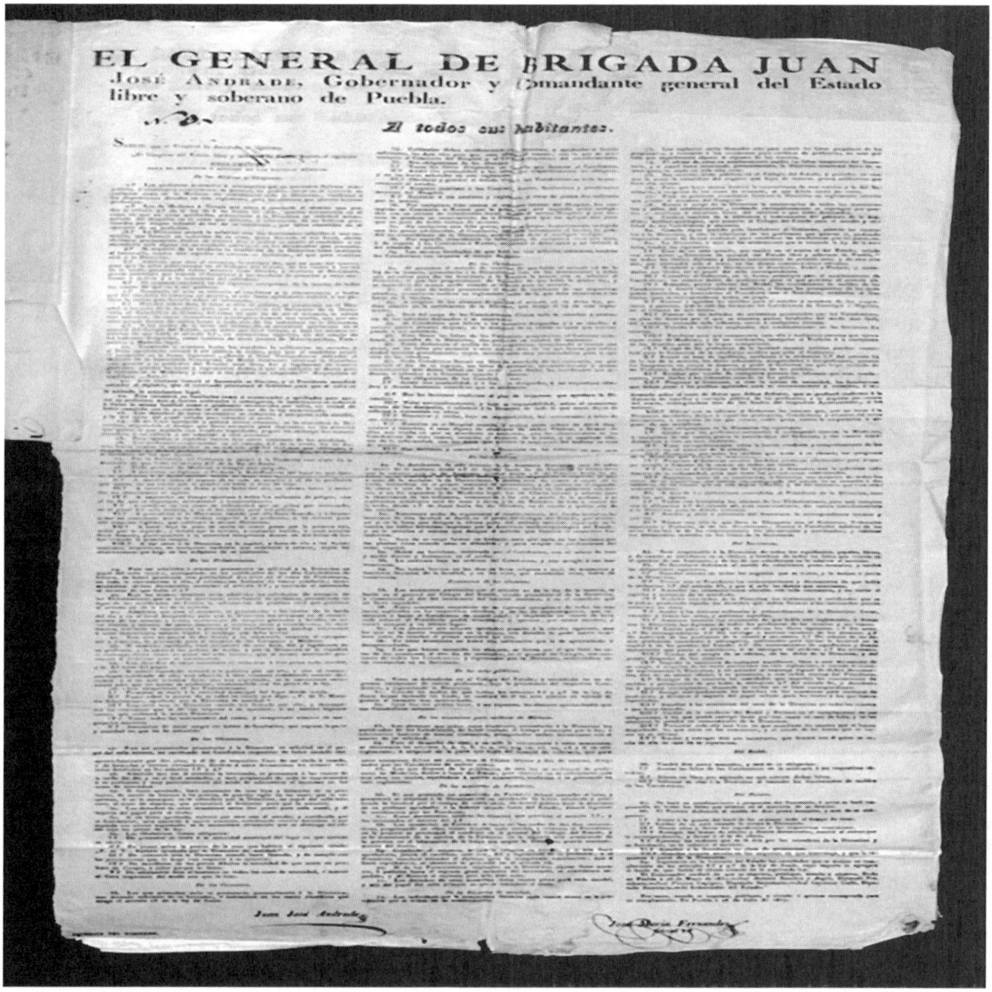
EL GENERAL DE BRIGADA JUAN José Andrade, Gobernador y Comandante general del Estado libre y soberano de Puebla.

A todos sus habitantes.

[12] BHJML, Fondo Antiguo, Escuela de Medicina del Estado de Puebla, caja 24, exp. 27, f. 12.

Bibliografía

Fuentes archivísticas y hemerográficas. Manuscritos e impresos

Archivo del Venerable Cabildo de la Catedral de Puebla
Actas de cabildo eclesiástico, vol. 50, f. 63.

Archivo General de Simancas
Registro General el Sello, catálogo XIII, vol. I: doc. 45, f. 44; doc. 433, f. 387; doc. 39, f. 19; doc. 449, f. 425; doc. 547, f. 537; doc. 2138, ff. 179-180; doc. 2769, f. 25.

Archivo General de la Nación. Instituciones virreinales
Gobierno virreinal
Reales cédulas originales y duplicados (100), Real cédula duplicado
Contenedor 24, vol. 42, ff. 55-56 vta.; vol. 92, exp. 169, ff. 298-305; vol. 189, exp. 63, f. 65vta.; vol. 192, exp.169, ff. 1-2; vol. 192, exp. 15, ff. 1-2.
Bandos (011), vol. 20, exp. 18, f. 20.
Real Audiencia, Protomedicato (091),
Contenedor 01, vol. 3, exp. 1, ff. 3-4 vta.; exp. 2, ff. 12-13; exp. 15, ff. 310-318; exp. 16, ff. 319-431.
Regio Patronato Indiano, Hospitales (054),
Contenedor 04, vol. 10, exp. 5, ff. 250-267.
Contenedor 15, vol. 36, exp. 1, ff. 7-109 vta.
Contenedor 21: vol. 49, ff. 331 vta.-332 vta.; vol. 50, exp. 5, ff. 111-120 vta.
Contenedor 26, vol. 62, exp. 13, ff. 257-294 vta.

Archivo General del Estado de Puebla

Fondo: Beneficencia, Sección: Asistencia, Serie: Medicina, caja 48, exp. 197, años 1810-1836.

Archivo Histórico de la Facultad de Medicina de la Universidad Nacional Autónoma de México

Catálogo del Real Tribunal del Protomedicato.

Grupo documental: Protomedicato, legajos 1-18; legajo 3, exp. 14, f. 10.

Libro de matrículas de la Real Escuela de Cirugía, 1772-1833, ff. 36, 71-315.

Archivo Histórico del Congreso del Estado de Puebla

Colección completa de las leyes, decretos y ordenes ó acuerdos legislativos del Estado de Puebla desde la primera época en que la Nación adoptó el sistema federal republicano hasta nuestros días. Este tomo comprende las que expidió el Congreso constitucional en los años de 1830 y 1831, t. III, Puebla, Edición de El Observador Judicial, Imprenta de M. Corona Cervantes, 1894.

Colección completa de las leyes. Decretos y órdenes ó acuerdos legislativos mas importantes del Estado de Puebla, desde la primera época que la nación adoptó el sistema federal republicano hasta nuestros días. Este tomo comprende las que expidió el Congreso constitucional en los años 1826, 1827 y 1828, t. II, edición de El Observador Judicial, Tipografía Olmos y Contreras, 1894.

Colección de acuerdos y decretos espedidos por el primer congreso constitucional en sus últimas sesiones estraordinarias y por el segundo y tercero en los años de 1830 y 1831, Puebla, Imprenta del Supremo Gobierno del Estado, dirigida por el C. José Mariano Grijalva, 1832.

Colección Eclesiastica Mejicana, t. II, Mejico, Imprenta Galvan, 1834.

Archivo Histórico del Instituto Nacional de Antropología e Historia

Protomedicato. Exámenes, t. 4, núm.15, ff. 257-264 vta.

Libro del establecimiento de la Escuela de Cirugía y Matricular en el Hospital Real de México, 1768-1828, t. 588, antiguo, t. 713 actual.

Archivo Histórico Municipal de Puebla

Actas de cabildo, vol. 93, f. 626 vta.

Expedientes de juzgados, vol. 004, ff. 14 vta.-17.

Expedientes de policía, 1814 a 1831, ff. 50-70 vta.

Expedientes de sanidad, vol. 69, ff. 91- 144.
Expedientes de sanidad, vol. 79: ff. 33, 33 vta., 36, 40-52 vta., 72, 72 vta., 74 vta.-75 vta., 77, 77 vta., 210 vta., 211, 218 vta.-221.
Memoria urbana, expedientes, t. 222, legajo 2679, ff. 320-321, 346 y 346 vta., 360-364; legajo 2680, ff. 273, 373 y 428 vta.
Leyes y decretos expedidos por el Honorable Congreso del Estado libre y soberano de Puebla, vol. 2, ff. 27, 58-59,106, 107; vol. 3, ff. 80-81; vol. 4, ff. 221-226 vta.; vol. 6, f. 94.

Biblioteca Histórica José María Lafragua de la Benemérita Universidad Autónoma de Puebla

Academia Medico-Chirurgica, Academia *Libro 1º de Actas. Libro de la Academia Medico-Chirurgica del Estado libre y soberano de la Puebla de los Angeles. Año de 1824*, Fondo Antiguo, Escuela de Medicina del Estado de Puebla, caja 38, secc. 2, exp. 7. (Contiene información que va del primero de abril de 1824 al 14 de enero de 1825).
Academia Medico-Chirurgica, *Libro 2º de Actas dela Academia Medicoquirurgica dela Puebla delos Angeles, para los años de 1825.* Fondo de la Colección de la Escuela de Medicina del Estado de Puebla, Adquisiciones, Adquisición 1, Escuela de Medicina, vol. 36, 1825. (Contiene información que va de 15 de enero de 1825 al 9 de septiembre de 1826).
Academia Medico-Chirurgica, *Libro 3º de las Actas de la Academia Medico-Quirurgica del Estado libre de la Puebla de los Angeles.* Fondo de la Colección de la Escuela de Medicina del Estado de Puebla, Adquisiciones, Adquisición 1, Escuela de Medicina, vol. 37, 1826-1832. (Contiene información que va del 12 de septiembre de 1826 al 1 de febrero de 1832).
Fondo Antiguo, Archivo de la Escuela de Medicina del Estado de Puebla
Caja 9, exp. 52, ff. 1 vta., 3 y 4 vta.
Caja 24, exp. 18, ff. 1 y 4 vta.; exp. 53, ff. 1, 3, 4 vta., 5 vta., 8, 16 vta. y 17.
Caja 32, exp. 9, ff. 1 vta., 2, 3 vta., 5 vta., 6, 9, 11, 12 y 13.
Caja 47, exp. 26, ff. 38 vta., 39, 41 y 41 vta.

Biblioteca Palafoxiana de Puebla

El Caduceo de Puebla
t. 32542, vol. I, enero a junio de 1824.

t. 32543, vol. II, julio a septiembre de 1824.
t. 325444, vol. III, octubre a diciembre de 1824.

El Caduceo

t. 32545, vol. IV, enero a marzo de 1825.
t. 32546, vol. V, abril a junio de 1825.
t. 32547, vol. VI, julio a septiembre de 1825.
t. 32548, vol. VII, octubre a diciembre de 1825.
t. 32549, vol. VIII, enero a marzo de 1826.
t. 32550, vol. IX, abril de 1826.

Actas del Congreso del Estado de Puebla.

t. 42549, enero a marzo de 1827.
t. 42548, abril a julio de 1829.
t. 42552, agosto a octubre de 1830.
t. 42555, enero a marzo de 1831.

Hemeroteca Nacional de México, Universidad Nacional Autónoma de México

El Invitador, junio de 1826 a marzo de 1827. Sala de microfilme.

Gazeta de Mexico, sábado 13 de marzo de 1802, Puebla, editada por Manuel Antonio Valdés y Murguít. XI, núm. 4. Sala de cómputo.

Fondo reservado, Miscelánea mexicana, siglo XIX, vol. 29, *Actas del Primer Congreso Constitucional del Estado de Puebla*, 1828.

Referencias bibliográficas primarias

Andreae Vesalii Bruxellensis, *De humani corporis fabrica libri septem*, Basilea, in officina Ioannis Oporini, 1543.

Bichat, Xavier, *Traite D´Anatomie Descriptive*, París, Gabon & Compagne, 1823.

Bustamante, Carlos María de, *Cuadro histórico de la Revolución de la América Mexicana, comenzada en quince de Setiembre de mil ochocientos diez por el ciudadano Miguel Hidalgo y Costilla, parte tercera de la tercera época dedicada al ciudadano general José María Morelos*, México, Imprenta de Galvan á cargo de Mariano Arévalo, t. V., 3ª parte de la 3ª época, carta 11ª, 1827.

Calderón, Pedro, *Memoria á cerca de la utilidad que resulta de la unión de medicina y cirujia; leida á la Academia Medico chirurgica de Puebla, por su socio ciudadano Pedro Calderón Profesor de medicina chirurgica*, Moreno Hermanos, 1826.

Codorniú y Farreras, M., *Angina Exantemática de México y demás enfermedades endémicas y epidémicas del país*, Imprenta a cargo de Martín Rivera, México, 1825.

"Constituciones del Real Hospital de San Pedro de la ciudad de Puebla, dadas por el obispo de la ciudad de Puebla de los Ángeles don Pedro Nogales Dávila", en 1715, Biblioteca Virtual Miguel de Cervantes.

Cuniliati, Fulgentio, "XII. De irregularitate ob exercitium Medicinae, Chirurgiae, &c.", en *Universae theologiae moralis accurata complexio instituendis candidatis accommodata in qua, graviori praesertim sancti Thomae auctoritate, arque solidiori ratione diocibus, quaestiones onmes quae ad rem moaralem pertinent, brevi, ac perspicua método resolvuntur*, Pars Altera, Ex typographia Raymundi Ruiz, 1794.

"Dictamen en que la Comision de Instruccion presenta al Congreso de Puebla de la Puebla en la Plan de enseñanza pública en el Estado", Puebla, Imprenta del Gobierno, 3 de mayo de 1828.

Flevry, Charles Louis,*Dictionnaire [sic] abrégé des sciences médicales*, s.l., Panckoucke Éditeur, 1825.

Cooper, Samuele, *Dizionario di chirurgia pratica che contiene tutti i miglioramenti piu utili dai primi tempi della chirurgia fino al presente; un ragguaglio degli strumenti, dei rimedi e delle aplicazioni che si usano in chirurgia; l'etimologia e la spiegazione dei termini principali, e gran numero di citazioni di opere antiche e moderne formanti un catalogo ragionato di letteratura chirurgica, e di fatti ed osservazioni originali*, vol. 1, Milán, P. E. Giusti Fonditore-Tipografo, 1823.

Estatutos de la Academia Medicoquirurgica de la Puebla de los Angeles, aprobados por el Honorable Congreso del Estado, Moreno Hermanos, Puebla, 1825.

Flores y Troncoso, Francisco de Asís, *Historia de la Medicina en México, desde la época de los indios hasta el presente*, México, Oficina Tipográfica de la Secretaría de Fomento, 1886.

Gaceta Extraordinaria del Gobierno Imperial de México, t. II, número 147, 1822.

Leyes de Recopilacion, que contiene los libros sexto, séptimo, octavo i nono, Madrid, Imprenta Real de la Gazeta, 1772, t. II, libro VIII, título III, ley III.

Lobstein, Daniel J. F., *Recherches et observations sur le phospere*, Estrasburgo, De l´imprimerie de F. G. Levrault, impr. Du Roi, 1815.

Magendie, François, *Formulaire pour la préparation et l'emploi de plusieurs nouveaux médicamens, tels que la noix vomique, la morphine, l'acide prussique, la strychninee, la vératrine, les álcalis des quinquinas, l'iode, etc., etc.*, París, Chez Méquignon-Marvis, Libraire pour la partie de médecine, rue de L'École de Médecine, no. 5, 1829.

Magendie, François, *Précis élémentaire de physiologie*, París, Chez Méquignon-Marvis, Libraire pour la partie de Médecine, rue de l´École de Médecine, no. 9, II t. 1816.

Muñoz, José Miguel, *Memoria histórica en la que se refiere el origen, progreso y estado de brillantez actual de la ciencia del hombre físico entre los extranjeros y el empirismo con que se ejerce entre nosotros por falta de colegios especiales donde se estudia teórica y prácticamente*, México, Imprenta a cargo de Martín Rivera, Bajos de San Agustín, núm. 3, 1823.

Novisima Recopilación de las leyes de España dividida en XII libros en que se reforma la Recopilacion puiblicada por el Señor Don Felipe II en el año de 1567, reimpresa últimamente en el de 1775: Y se incorporan las pragmáticas, cédulas, decretos, órdenes y resoluciones Reales, y otras providencias no recopiladas y expedidas hasta el de 1804. Mandada formar por el Señor Don Carlos IV, Madrid, 1805.

Palafox y Mendoza, Juan de, *Estatutos y Constituciones*, México, por la viuda de Bernardo Calderón, 1668.

Palfin, Jean, *Anatomie Chirurgicale ou description exacte des parties du corps humain avec des remarques útiles aux chirurgiens dans la Practique de leur Art*, París, Chez la Veuve Cavalier & Fils, rue S. Jacques, aun Lis d'or, 1753.

Pérez Martínez, Antonio Joaquín, *Panegírico de Santa Clara, predicado en la Iglesia de su convento de la Puebla de los Ángeles*, Puebla, Oficina del Oratorio de San Felipe Neri, 1819.

Pierre Hubert, Nysten, *Dictionnaire de Médecine et des sciences accessoires a la médecine, avec l'étymologie de chaque terme; suivi de deux vocabulaires, l'un latin, l'autre grec*, París, Chez J. A. Broson, Libraire, rue Pierre-Sarrazin, no. 9, 1814.

"Plan de estudios para el Estado libre y soberano de Puebla, decretado por su Segundo Congreso Constitucional en 10 de septiembre de 1829", Imprenta del Gobierno, á cargo del ciudadano Mariano Grijalva, 1829.

Prosper Ollivier, Charles, "Essai sur l'anatomie et les vices de conformation de la moelle epiniere chez l'homme", tesis, París, De l'Imprimerie de Didot Le Jeune, Imprimeur de la Faculté de Médecine, rue des Maçons-Sorbonne, no. 13 1823.

Quarti, Paulo Maria, [y] Andriensi, *Rubricae Missalis Romani commentariis illustratae*, "Dubuim V. Utrum Sacerdos possit fungi officio Medici vel Chirurgi", Venecia, Ex typographia Balleoniana, 1727.

Quesnay, François, *Recherches critiques et historiques sur l'origine, sur les divers états et sur les progrès de la chirurgie en France*, París, Chez Charles Osmont, Imprimeur de l'Académie Royale de Chirurgie, vol. I, 1744.

Quirós, José Ignacio, "Clamor de los cirujanos al Pensador Mexicano", México, Imprenta de D. Celestino de la Torre, 1822.

Raudón, Juan Nepomuceno, Manuel Méndez y Mariano Escalante, *Trimestre de las enfermedades constitucionales que reynaron en la estación del Estío de este presente año*, Puebla, Moreno Hermanos, 1825.

Real Cédula de S. M. y Señores del Consejo, por la qual se manda establecer en Madrid un Colegio y Escuela de Cirugía, situándose en la nueva Fábrica del Hospital General, y formar las respectivas Ordenanzas; y que se dirijan, y gobiernen por si mismas en el Protomedicato las facultades de Medicina, Cirugía y Pharmacia, con lo demás que en ella se previene, Madrid, Imprenta de Pedro Marin, reimpreso en Bilbao, por la viuda de Antonio Egusquiza, Impresora del M. N. y M. L. Señorío de Viscaya, 1780.

Recopilacion de las Leyes de los Reynos de las Indias mandadas a imprimir, y publicar por la magestad católica del rey Carlos II nuestro señor, va ordenada en IX Tomos, Madrid, por Andres Ortega, 1774.

Recopilacion de Leyes de los Reynos de las Indias, Madrid, por Antonio Perez de Soto, Madrid, 1774.

Reglamento para el ejercicio y estudio de las ciencias médicas, decretado por el Tercer Congreso Constitucional del Estado de Puebla en 28 de Mayo de 1832, Puebla, Imprenta del Gobierno, dirigida por el C. José Mariano Grijalva, 1832.

Richerand, Balthasar Anthelme, *Nosografía y terapéutica quirúrgicas, por el caballero Richerand, profesor de operaciones, de la facultad de medicina de París, caballero de muchas ordenes nacionales y estrangeras, miembro de mucha academias*, traducida al castellano de la quinta edición, Madrid, Imprenta de D. Tomas Albán y compañía, t. III, 1822.

Valentín y Tamayo, Miguel, *Sermón panegírico del glorioso San Felipe Neri, predicado en la Iglesia de la congregación del oratorio de la villa de Orizava, el día 26 de mayo de 1820, por el doctor Miguel Valentín y Tamayo, cura por S.M. y vicario foráneo de la villa de Córdoba, danlo a luz los PP. Del referido oratorio con la licencia necesaria*, Puebla, Imprenta Oficina del Gobierno, 1820.

Villa Sánchez, Juan y Francisco Javier de la Peña, *Puebla sagrada y profana*, (facsímil de la 1ª edición de 1835), México, BUAP, 1997.

Voltaire, "Essai sur la Poésie épique", *Ouvres complètes de Voltaire*, t. VIII, A París, De l'Imprimerie de Crapelet, 1819.

Referencias bibliográficas secundarias

Acosta Rodríguez, Antonio, "La reforma eclesiástica y misional (siglo XVIII)", en *Historia general de América Latina*, vol. IV: Procesos americanos hacia la redefinición colonial, París-Madrid, Ediciones UNESCO/ Editorial Trotta, 2000.

Aguilar, Gilberto F., *Hospitales de antaño. Fundación de algunos hospitales de la República*, Lotería Nacional para la Asistencia Pública, México, 1944.

Angulo Aguirre, Jorge González, *Artesanado y ciudad a finales del siglo XVIII*, México, SEP, 1983.

Ávila Seoane, Nicolás, *Una ojeada curiosa al Registro General del Sello (documentos sobre cristianos y musulmanes durante el reinado de Isabel la Católica)*, Madrid, Universidad Complutense, Documenta & Instrumenta, núm. 5, 2007.

Bourdieu, Pierre, *Homo academicus*, Argentina, Siglo XXI Editores, , 2008.

Brading, David, "La monarquía católica", en Antonio Annino y François Xavier Guerra (coord.), *Inventando la nación. Iberoamérica siglo XIX*, México, FCE, 2003.

Campos Díez, María Soledad, "El Protomedicato en la administración central de la Monarquía Hispánica", *Dynamis, Acta Hispanica ad Medicinae Scientiarumque Historiam Illustrandam*, núm. 16, 1996.

Carrera Stampa, Manuel, *Los gremios mexicanos. La organización gremial en Nueva España 1521-1861*, México, Edición Distribución Ibero Americana de Publicaciones, S. A., 1954.

Castro Morales, Efraín, "La Escuela de Medicina de Puebla", *Tiempo Universitario*, Puebla, BUAP, año 12, núm. 8, enero 2009.

Cervantes Bello, Francisco Javier, "Estado bélico, Iglesia y mundo urbano en Puebla, 1780-1856", en Alicia Tecuanhuey Sandoval (coord.), *Clé-*

rigos, políticos y política. Las relaciones Iglesia y Estado en Puebla, siglos XIX y XX, BUAP, ICSyH, Puebla, 2002.

Chust Calero, Manuel, "Construir y difundir. La prensa en la formación del estado nacional mexicano, 1821-1835", en *Caravelle*, núm.68, 1997.

Cobo Gómez, Jesús Vicente, Álvar Martínez Vidal y José Pardo Tomás, "La práctica médico-quirúrgica en la primera generación del movimiento *novator* a través de las obras de Juan Bautista Juanini (Milán, 1632. Madrid, 1691): Imagen historiográfica, saberes médicos y prácticas quirúrgicas", España, Universidad Autónoma de Barcelona, Centro de Estudios de Historia de las Ciencias, 2004.

Congreso del Estado de Puebla, *Relación histórica del H. Congreso del Estado de Puebla*, Puebla, Comisión especial de apoyo a los festejos del bicentenario de la Independencia y del Centenario de la Revolución, 2009.

Connaughton, Brian, *Dimensiones de la identidad patriótica*, México, UAM, Unidad Iztapalapa, 2001.

Cordero Galindo, Ernesto, "Vida y obra del doctor Miguel Muñoz", en *Archivalía Médica*, núm. 6, 2003.

Cortés Riveroll, José Gaspar Rodolfo, *Historia de la medicina en Puebla, de la independencia a la Revolución*, Puebla, Dirección de Fomento Editorial BUAP-Facultad de Medicina, 2010.

Couvreur, Jacques, "Histoire d'un bicentenaire, La Société de Médecine de Paris", (résumé), Salle du Conseil, Ancienne Faculté de Médecine de Paris, 2 germinal an IV (22 mars 1796), 23 mars 1996.

Cruz Barrera, Nydia Elizabeth, "Seguridad pública y estrategia social en la modernización de Puebla", en Miguel Ángel Cuenya Mateos (coord.), *Cabildo, sociedad y política sanitaria en la ciudad de Puebla 1750-1910*, BUAP, México, 2003.

Cruz Valdés, Reyna, "La orden de San Juan de Dios y la fundación del Hospital de San Bernardo de la ciudad de Puebla", *El Pregonero de la Ciudad. La sanidad en la ciudad de Puebla*, Puebla, H. Ayuntamiento de Puebla, núm. 6, septiembre-julio, 2015.

Cruz, Salvador, *Historia de la educación pública en Puebla 1790-1982*, t. I, BUAP, Editorial Nuestra República, 1995.

Diccionario de la Lengua Española, Real Academia Española, Asociación de Academias de la Lengua Española, Edición del Tricentenario, 2014.

Diccionario médico-biológico, histórico y etimológico, España, Ediciones Universidad de Salamanca, Departamento de Sistemas de la Fundación General de la Universidad de Salamanca, 2007-2014.

Estrella Fernández, Alejandro, "La profesionalización de la filosofía y el *ethos* del exilio español en México", en *Isegoría, revista de filosofía moral y política*, núm. 25, enero-junio, 2015.

Fajardo Ortiz, Guillermo y Germán Fajardo Dolci, "La cirugía", en Carlos Viesca Treviño (coord.), *Medicina Novohispana. Siglo XVIII*, México, UNAM, Academia Nacional de Medicina, t. IV, 2001.

Felipo, Amparo, "Dos reformas universitarias", en Mariano Peset Reig (coord.), *Historia de la Universidad de Valencia, El estudio general*, vol. I, España, Universidad de Valencia, 1999.

Foucault, Michel, "La crisis de la medicina o la crisis de la antimedicina", Michel en Foucault, *Estrategias de poder, Obras esenciales*, España, Paidós, vol. II, 1999.

—, *El nacimiento de la clínica. Una arqueología de la mirada médica*, México, Siglo XXI Editores, 2001.

—, *Un diálogo sobre el poder y otras conversaciones*, España, Alianza Editorial, 2000.

Fuente, Jesús M. de la, *Efemérides sanitarias de la ciudad de Puebla 1910* (facsímil de la 1ª edición de 1910), Puebla, BUAP, Conacyt, H. Ayuntamiento de Puebla, 1999.

Galí Boadella, Monserrat, *Ignacio Domenech, Reformas e innovaciones en la Puebla ilustrada de finales del siglo XVIII*, Puebla, BUAP, ICSyH, 2007.

Gamboa Ojeda, Leticia Victoria y Emilio Maceda, "La expulsión de los españoles en Puebla y el perfil de los exceptuados, 1827-1828", *Revista de Indias*, vol. LXIII, núm. 228, 2003.

Gómez Haro, Eduardo, *La ciudad de Puebla y la guerra de Independencia*, México, El Arte Tipográfico, 1910, en Colección Portal Poblano, núm. 21, "Esta edición conmemora los 175 años de la consumación de la Independencia 1821-1996", Puebla, Secretaría de Cultura, Gobierno del Estado de Puebla, 1996.

Guevara Martínez, Jesús, "Prólogo a Izquierdo", en José Joaquín Izquierdo, *Raudón. Cirujano poblano de 1810*, México, BUAP, 1999.

Haggard, Howard, *El médico en la historia*, Buenos Aires, Editorial Sudamericana, 1962.

Huerta Jaramillo, Ana María Dolores, *Ciencia y vida académica en Puebla en el Siglo XIX*, México, Educación y cultura. Asesoría y promoción, 2010.

—, "La cirugía y sus instrumentos en el Real Hospital de San Pedro de Puebla 1796-1826", en José Ramón Eguibar, María del Carmen Cortés y María del Pilar Pacheco (comps.), *El Hospital de San Pedro: Pilar de la medicina en Puebla*, México, BUAP, 2012.

Instituto Nacional de Estadística Geografía e Informática, *Estadísticas históricas de México.*

Izquierdo Raudón, José Joaquín, *Raudón. Cirujano poblano de 1810. Aspectos de la cirugía mexicana a principios del siglo XIX en torno a una vida* (facsímil de la 1ª edición de 1949), México, BUAP, Secretaría de Salud, Gobierno del Estado de Puebla, 1999.

Klaiber, Jeffrey, *Los Jesuitas en América Latina, 1549-2000*, Lima, Fondo Editorial de la Universidad Antonio Ruiz de Montoya, 2007.

Leicht, Hugo, *Las calles de Puebla*, Junta de mejoramiento moral, cívico y material del municipio de Puebla, 1992.

López Terrada, María Luz, "Tribunal del Protomedicato y las profesiones y ocupaciones sanitarias en la Monarquía Hispánica durante los siglos XVI al XVIII", *DYNAMIS: Acta Hispanica ad Medicinae Scientiarumque Historiam Illustrandam*, España, núm. 16, 1996.

Loreto López, Rosalba, *La conformación de la propiedad conventual en Puebla en el siglo XVIII*, México, UNAM, Instituto de Investigaciones Históricas, Instituto de Investigaciones Dr. José María Luis Mora, 1995.

Marichal, Carlos y Daniela Marino (comps.), *De colonia a nación, impuestos y política en México, 1750-1860*, México, COLMEX, 2001.

Martín Santos, Luis, *Barberos y cirujanos de los siglos XVI y XVII*, Valladolid (España), Junta de Castilla y León, Consejería de Educación y Cultura, 2000.

Morales Cosme, Alba Dolores, *El Hospital General de San Andrés (1770-1833): la modernización de la medicina novohispana (1770-1783)*, México, UAM, Unidad Xochimilco, y Colegio Nacional de Químicos Farmacéuticos Biólogos, A. C., 2002.

Palou Pérez, Pedro Ángel, *Apuntes históricos sobre San Xavier*, Puebla, Secretaría de Cultura del Estado de Puebla, 1995.

Pardo Tomás, José, y Álvar Martínez Vidal, "Los orígenes del Teatro Anatómico de Madrid (1689-1728)", *Asclepio*, vol. XLIX-1, 1997.

Quevedo Vélez, Emilio y Camilo Duque Naranjo, *Historia de la cátedra de medicina en el Colegio Mayor del Rosario durante la Colonia y la República (1653-1865)*, Centro Editorial Universidad del Rosario, Bogotá, 2002.

Rodríguez, Martha Eugenia, "La enseñanza médica en los últimos años del Virreinato", en Noé Héctor Esquivel Estrada (comp.), *Pensamiento novohispano*, México, UNAM, núm. 4, 2003.

Rodríguez-Sala Gomezgil, María Luisa, *Los cirujanos del ejército en la Nueva España (1713-1820), ¿miembros de un estamento profesional o una comunidad científica?*, México, UNAM, Instituto de Investigaciones Sociales, Facultad de Medicina; Coahuila, Instituto Tecnológico de Estudios Superiores de la Región carbonífera, 2005.

—, "La cofradía-gremio durante la Baja Edad Media y siglos XVI y XVII, el caso de la cofradía de cirujanos, barberos, flebotomianos y médicos en España y la Nueva España", *BARATARIA Revista Castellano-Manchega de Ciencias Sociales,* núm. 10, 2009.

—, Verónica Ramírez Ortega, Alejandra Tolentino, Cecilia Rivera, Alfonso Pérez y Ángel Mireles, *Los Cirujanos de hospitales de la Nueva España (siglos XVI y XVII) ¿Miembros de un estamento profesional o de una comunidad científica?*, México, UNAM-Instituto de Investigaciones Sociales, Academia Mexicana de Cirugía, Secretaría de Salud, Patronato del Hospital de Jesús, 2005.

—, Verónica Ramírez Ortega, "Los cirujanos novohispanos, de la lucha por la independencia a la primera década del México independiente", *XIV Encuentro de Latinoamericanistas Españoles,* Secretaría de Educación Pública, España, 2010.

Santiago Cruz, Francisco, *Las artes y los gremios en la Nueva España,* México, Editorial Jus, S. A., 1960.

Tate Lanning, John, *El Real Protomedicato, La reglamentación de la profesión médica en el Imperio español,* México, UNAM, Facultad de Medicina, Instituto de Investigaciones Jurídicas, serie C. Estudios Históricos, núm. 68,1997.

Tecuanhuey Sandoval, Alicia, "Milicia Cívica en Puebla, 1823-1834", *Ulúa 7. Revista de Historia, Sociedad y Cultura,* enero-junio, 2006.

—, "Puebla durante la invasión norteamericana", en Josefina Zoraida Vázquez(coord.), *México al tiempo de su guerra con Estados Unidos (1846-1848),* México, FCE, COLMEX, Secretaría de Relaciones Exteriores, 1997.

—, "Razones del desencanto federalista en Puebla", en Josefina Zoraida Vázquez y José Antonio Serrano Ortega (coords.), *Práctica y fracaso del primer federalismo (1824-1835),* México, COLMEX, 2003.

Téllez Guerrero, Francisco y María Esther López-Chanes, "Estudio introductorio a Villa", en Fray Juan Villa Sánchez y Francisco Javier de la Peña, *Puebla sagrada y profana,* (facsímil de la 1ª edición de 1835), México, BUAP, 1997.

Tenenbaum, Barbara A., "Sistema tributario y tiranía: las finanzas públicas durante el régimen de Iturbide", en Jáuregui Luis y José Antonio Serrano Ortega (coords.), *Las finanzas públicas en los siglos XVIII y XIX*, México Conacyt, Colegio de Michoacán, El Colegio de México, Lecturas de historia económica mexicana, 1998.

Thomson, Guy P. C., *Puebla de los Ángeles. Industria y sociedad de una ciudad mexicana. 1700-1850*, Puebla, BUAP, Gobierno del Estado de Puebla, Universidad Iberoamericana, Instituto de Investigaciones José María Luis Mora, 2002.

Tirado Villegas, Gloria, *De la diligencia al motor de gasolina: el transporte en Puebla: siglo XIX y principios del XX*, México, Ediciones de Educación y Cultura, BUAP, 2010.

Villa Sánchez, Fr. Juan, *Puebla sagrada y profana. Informe dado a su muy ilustre ayuntamiento el año de 1746*, (facsímil de la 1ª edición de 1835), México, BUAP, 1997.

Villaseñor y Sánchez, José Antonio de, *Suplemento al Theatro Americano. La ciudad de México en 1755*, México, UNAM, Escuela de Estudios Panamericanos, 1980.

De la cirugía a la medicina quirúrgica en Puebla, 1768-1832
de Reyna Beatriz Vázquez González
se terminó de imprimir en octubre de 2017
en Educación y Cultura, Asesoría y Promoción, S.C.
con domicilio en Moras 755-202, Col Acacias
Del. Benito Juárez, Ciudad de México
El cuidado de la edición y la composición tipográfica
estuvieron a cargo de Estelí Morales Huitzil.
El tiraje consta de 1000 ejemplares.